ブッダの脳

心と脳を変え人生を変える実践的瞑想の科学

リック・ハンソン
リチャード・メンディウス

菅 靖彦＝訳

草思社文庫

BUDDHA'S BRAIN
The Practical Neuroscience of Happiness, Love, and Wisdom
by
Rick Hanson, Ph.D. with Richard Mendius, M.D.
Foreword by Daniel J. Siegel, M.D.
Preface by Jack Kornfield, Ph.D.

まえがき

本書は心の力を最大限に引き出し、自分の人生や他者との関係を改善するための手引書である。

著者のリック・ハンソンとリチャード・メンディウスは仏教の伝統に見られる「瞑想の実践」を通して得られる洞察と、神経科学の分野での新たな発見とを総合し、あなたを一歩一歩覚醒へと誘う示唆に富む実践的ガイドに仕立て上げた。

最近の科学の革命的進歩は、成人の脳が生涯変わりつづけることを明らかにした。かつて多くの脳科学者たちは、心が脳の活動に還元できるとしていたが、現在では、心と脳との相関性に注目が集まっている。つまり心と脳との関係は、一方が他方の活動に還元できるようなものではなく、相互につながり影響し合っているということだ。

心と脳が相関的なものだとすれば、心の持ち方一つによって脳そのものを変えられるのではないかと考えるのは自然なことである。実際に、注意の焦点の当て方を変えたり、神経回路を通してエネルギーと情報の流れを意図的にコントロールしたりすることによって、脳の活動や構造を直接変えられることがわかってきたのだ。重要なのは、健康を促進するようなやり方で意識を用いる方法を知ることである。

心と脳との新しい見方はわたしたちの社会生活にも新たな光を投げかける。他人との関係は単に偶発的なものではなく、心がどう働くかにとって基本的なものであり、脳の健康にとって欠かせない側面である。お互いの社会的つながりはわたしたちの神経の連結を形作り、それが脳の構造を形作るのだ。ということは、コミュニケーションの仕方によって、脳の回路そのものが違ってくるということである。翻って言えば、人生のバランスを維持する脳の回路を育むためのコミュニケーションの取り方もあるということだ。

それだけではない。わたしたちが慈しみの心やマインドフルネス（注意をうまくコントロールする力）を培えば――現在にすべての注意を集中させる能力を養えば――脳の社会的回路を利用して自己との関係さえ変えることができることを科学は証明している。

著者たちは、過去二千年以上にわたって開発されてきた瞑想の実践と脳の働きについての新たな洞察とを織り合わせ、意図的にそうした肯定的変化を生み出すためのガイドを提供している。現代はしばしばわたしたちに盲目的な行動を強い、デジタルな刺激、過剰な情報、過密なスケジュールなどによって絶えず人生を複雑にし、忙しくさせている。こうしたカオスのなかで立ち止まる時間を見出すことが、早急に必要になってきている。ペース・ダウンして脳のバランスを整え、自分や他人との関係を改善する方法を、神経学的な観点からわかりやすく説明してくれる本書は、今、まさに必要とされているものだと言っていいだろう。

本書で提供されているエクササイズは、科学的に効果があることが立証されている実践をベースにしており、わたしたちがより集中力を高め、心豊かになるのを後押しするものだ。と同時に、他者への共感を高め、思いやりの輪を広げて相互につながれた世界を作ることにも貢献するだろう。めいめいの中に一瞬、一瞬、思いやりと健康の神経回路を構築すること、それがエクササイズの最大の狙いである。それ以上、何を望めよう？

それをはじめるのに今ほど適したときはない。

ダニエル・J・シーゲル医学博士
マインドサイト・インスティテュート
カリフォルニア州ロサンゼルス
二〇〇九年六月

序文

リック・ハンソン博士とリチャード・メンディウス博士は、本書の中で、実践を通してブッダの基本的な知恵とつながる方法を曇りなく明らかにしている。かれらは最新の科学の言葉を用いて心の神秘と向き合い、古代から伝わる瞑想の奥義を紐解いていく。神経科学は、マインドフルネスや慈しみの心、さらには自己を制御する能力を培う瞑想の効能を確証しはじめているが、本書は古典的な教えと神経科学の革命的な発見を実に巧みに織りまぜている。

読者は本書を読むことを通して、脳科学によって明らかにされてきた脳や心の働きを学ぶとともに、苦しみをやわらげて思いやりの心を育む実践的な方法を学ぶことになるだろう。何よりも嬉しいのは、わたしたちの人生を豊かにしてくれる思いやりや幸福や共感といったものの神経学的なルーツを明らかにしてくれている点である。読者は知恵の発達を促す生物学的な基盤を知ることで、より展望のきく視点から人生を眺められるようになるだろう。

本書で提供されているスピリチュアルな教えや実践的な手法は、リックとリチャードがワークショップなどを通じて、実際に多くの人々に提供してきたものである。わたしはそれらの実践によって多くの人々が心を開き、前向きに生きるようになったのをこの目で見てきた。

世界はいまだかつてないほど相互の愛と理解を必要としている。本書に述べられている言葉は必ずやその役に立ってくれるものと確信する。

みなさんに祝福がありますように。

ジャック・コーンフィールド博士
スピリット・ロック・センター
カリフォルニア州ウッドエーカー

ブッダの脳◉目次

パート1　苦しみの原因

パート2　幸福

パート3　愛

パート4　知恵

ブッダの脳

イントロダクション

自分自身の脳をフルに活用して、より多くの幸福感、愛、知恵を生み出すにはどうしたらいいのだろう？

この疑問に最新の心理学と神経科学をよりどころにし、瞑想の実践をまじえながら取り組んでいくというのが本書の狙いだ。そのためにはまず、

・幸せや愛や知恵に満たされた心の状態の根底に横たわっている脳の状態とはどのようなものなのか？

を解明しなければならない。そのうえで、

・こうした健全な脳の状態を刺激し、強化するために心をどんなふうに活用すればいいか？

を探る必要がある。

その探求の結果が脳の実践ガイドとしてここに結実した。段階を踏んで脳を改善するのに役立つツール満載のガイドである。

リチャードは脳神経科医、わたし（リック）は神経心理学者だ。本書の大半はわたしが書いたものだが、リチャードは長年にわたる共同研究者であり、ともに瞑想の知恵を教える同僚でもある。医師として三〇年間勤めた彼の脳に関する洞察がこれらのページに織り込まれている。

わたしたちは共同でThe Wellspring Institute for Neuroscience and Contemplative Wisdom（神経科学と瞑想の知恵の泉研究所）を設立した。そのwebサイト（www.wisebrain.org）では、最新の記事や講演やニュースなどをたくさん提供している。

本書において読者は、困難な心の状態——ストレス、落ちこんだ気分、注意散漫、人間関係の問題、不安、悲しみ、怒りなど——を扱う効果的な方法を学ぶことになるだろう。だが、わたしたちが主として焦点を当てたいのは、ポジティブな幸福感、心理的な成長、スピリチュアルな実践といったことである。

過去数千年間、心の神秘に関心を抱く人々は心について研究してきた。本書では、仏教の実践である瞑想をよりどころとしながら、幸福、愛、知恵へと導いてくれる神経の回路を明らかにしていきたい。ブッダの脳に限らず、人間の脳の特徴をあますところなく知っている者は誰もいない。けれども、洞察力に富み思いやりのある楽しい心の状態を生み出す神経の基盤をどうやって刺激し、強化すればいいかについては最近ますます知られるようになっている。

◉本書の使い方

本書を活用するのに、神経科学、心理学、瞑想といったバックグラウンドは一切必要ない。本書は言わばツールを備えた脳の操作マニュアルのようなものである。読者はきっと自分にとって最適のツールを見出すだろう。脳は魅力のあるテーマであり、関心をお持ちの方も多いと思うので、脳に関する最新科学のデータをできうる限り提供するようにした。それに加え、自分自身でそれらの研究に当たってみたいという読者のために、参考文献や参照先もたくさん掲載してある（ただし、本書を堅苦しい教科書にはしたくないので、神経の活動についての記述はできるだけシンプルにしてある）。

もしあなたが実践的な方法により関心があるというなら、科学的な説明の部分を軽く読み流してもいいだろう。もちろん、心理学も神経学も非常に若い科学なので、まだ理解できていないことがたくさんある。だから、すべてを網羅しようとする努力はしなかった。

わたしたちが目指したのは、満足感や親切心、心の平安などを生み出す神経回路をいかにすれば活性化できるかを、最新の脳科学の知見に基づいて明らかにし、実際の手法と一緒に提示することだった。それらの手法には誘導瞑想が含まれているが、誘導の指示は故意に漠然としたものにし、詩的で感情に訴える言葉を用いている。

本書で紹介している手法の使い方はいろいろある。ただ、読んで考えてみてもいいだろうし、一部をあなたがすでにしている瞑想の実践に応用してもいいだろう。友人と一緒にやってみるという方法もあるし、指示を録音して自分でやってみるという手もある。指示は単なる目安にすぎない。ご自由に途中で休息をとってもらっても結構である。瞑想に間違ったやり方はない。あなたが正しいと感じるやり方が正しいのだ。

(注意：本書は専門的なケアを代用するものではないし、何らかの精神状態や身体的状態の治療を意図するものでもない)

何が功を奏するかは人によって異なる。とくにあなたがトラウマを受けたことがある場合、手法によっては、不快な気分になることがあるかもしれない。そのような場合は、自由に無視してもらいたい。友だちやカウンセラーと話し合い、やり方を変えてもいいだろう。とにかく自分自身にやさしくする。それを第一義に考えてもらいたい。

最後に、わたしが確実に言えることが一つある。あなたが心の中でするささいなことが脳の大きな変化やあなたの人生経験を大幅に変えることにつながるということである。わたしは心理学者として、また瞑想の教師として知っている人々にそのような変化が起こるのを度々見てきた。わたし自身の思考や感情にもそれが起こるのを見てきた。実際にあなたは日々よりよい方向へと自分自身を向上させることができるのだ。あなたが自分の脳を変えるとき、人生も変えることになる。

第1章 自ら変わる脳

脳の主要な活動は自らに変化を生み出すことである。
マービン・L・ミンスキー（認知科学者）

あなたの心が変わるとき、脳も変わる。心理学者のドナルド・ヘッブはこう語る。「ニューロン（神経細胞）は一緒に発火すると、つながる――心の活動が実際に新しいニューロンの構造を生み出すのだ」[*1]。それゆえ、春雨が丘の中腹に小さな跡を残すことがあるように、一瞬のはかない思いやフィーリングでさえ、脳に持続する痕跡を残すことがありうる。

たとえば、入り組んだストリートをたくさん覚えていることを要求されるロンドンのタクシー運転手は、より大きな海馬を発達させる。なぜなら脳のその部分が余分に使われるからだ[*2]。幸福感を感じることが多くなると、左の前頭葉が活発になるという観察もある[*3]。

あなたの心の中を流れるものがあなたの脳を形作るのである。ということは、心の持ち方一つによって、あなたは自分の脳を改良できるということにほかならない。それはあなたの人生だけではなく、周囲の人々の人生にとっても、計り知れない意味をもっている。

本書の目的は、いかにすれば脳を良い方向に変えることができるかを明らかにすることにある。読者は、人が幸福感に満たされ、愛情に溢れているとき、脳がどのように働いているかを学ぶことになるだろう。そして、そうした脳の状態を活性化し、少しずつ強化する多くの方法を学ぶだろう。その結果あなたは、より大きな幸福、満たされた人間関係、内的な平安を得るために、内側から自分自身の脳を結線しなおす能力を手に入れることになるだろう。

あなたの脳——基礎事実

- あなたの脳は豆腐に似た一二〇〇グラムから一六〇〇グラムぐらいの組織で、一〇〇〇億のニューロンを含む一・一兆の細胞を収容している。それぞれのニューロンはシナプスと呼ばれる接合部を介して、平均しておよそ五〇〇〇もの他のニューロンとつながっている。[*4]
- ニューロンはシナプスを通して他のニューロンから信号を受け取るが、普通、神経伝達物質と呼ばれる化学物質が仲介役をつとめる。信号を受け取るニューロンが発火するかどうかは、瞬間瞬間受け取る信号の組み合わせによって決まる。発火したニューロンはシナプスを通して他のニューロンに信号を送り、発火するかどうかを告げる。

•典型的なニューロンは一秒間に五回から五〇回ぐらい発火する。あなたがこの文章を読む間、文字通り千兆もの信号があなたの頭の中を行き交っているのだ。

•各ニューロンの信号は一ビット（情報の最小単位）の情報である。あなたの心臓が血液を循環させるように、あなたの神経系は情報を循環させる。その情報のすべてをひっくるめたものを、わたしたちは広い意味で「心」と定義する。心の大部分は永遠にわたしたちの自覚の外にある。わたしたちが言う「心」には、ストレス反応、自転車の乗り方の知識、パーソナリティの傾向、希望や夢、あなたが今読んでいる言葉の意味などが含まれている。

•脳は心の主要な作り手兼運転手である。とても忙しく働いているので、体重の二パーセントを占めているだけにもかかわらず、体内の酸素とグルコースの二〇パーセントから二五パーセントを消費する。[*5] 脳は冷蔵庫のようにいつもブンブン音を発しながら、その機能を果たしている。その結果、あなたが深く寝入っていようと、一生懸命考えていようと、ほぼ同じ量のエネルギーを使用する。[*6]

- 発火している、あるいはしていない一〇〇〇億のニューロンの可能な組み合わせの数はおよそ一〇の一〇〇万乗である。これがあなたの脳の可能な状態の数だ。この数に比べ、宇宙の中の原子の数はおよそ一〇の八〇乗に「すぎない」と見積もられている。
- 意識的な心の出来事は流れの中の渦巻きのように、普通、数秒以内に集合し、離散する一時的なシナプスの連携に基づいている。[*7] ニューロンはまた持続する回路を作って、心の活動の結果生じる相互のつながりを強化することもある。
- 脳は一つの包括的なシステムとして働く。したがって、注意とか情動といった機能を脳の一部にだけ帰するのは、単純化しすぎである。
- あなたの脳は、世界と相互作用する身体の他のシステムと相互作用する。同時に脳は心によっても形作られる。もっとも広い意味で、あなたの心は、あなたの脳、身体、自然界、人間の文化だけではなく、心自体によっても形作られる。[*8] 脳を心の基盤とみなすのはあまりに単純な見方だ。
- 心と脳はお互いに深く相互作用するので、依存し合う単体の〈心／脳〉システムとして理解するのがベストである。

先例のない機会

顕微鏡が生物学に革命をもたらしたように、過去数十年、ＭＲＩ（磁気共鳴映像法）のような新しい医療機器が、心と脳についての科学的知識を飛躍的に増大させてきた。その結果、現在、わたしたちは日常生活でより幸福になるための、また存分に能力を発揮するためのたくさんの方法を知っている。

近年、「瞑想の伝統」に対する関心が高まっている。世界各地に見られるこうした伝統は、過去数千年にわたって、心（と脳）を探求し、心の奥の声を聴く方法や、心を変容させる洗練された方法を探ってきた。今、そうした伝統で培われた知恵にあやかりたいという人が増えているのだ。

ところで、もしあなたが何かに熟達したければ、すでにそのスキルをマスターしている人に習うのがもっとも理にかなっている。たとえば、あなたが料理好きなら、ＴＶに出る有名シェフのような人物だ。

心の鍛錬においても例外ではない。もしあなたがより大きな幸福、内的な強さ、明晰さ、心の平安を感じたいなら、そうした資質を本気で培ってきた瞑想の実践者——献身的な一般人でもいいし、修道士でもいい——から学ぶのがベストである。

世界にはたくさんの黙想の伝統があり、大半がキリスト教、ユダヤ教、イスラム教、

図1 三つの領域が交差するところ

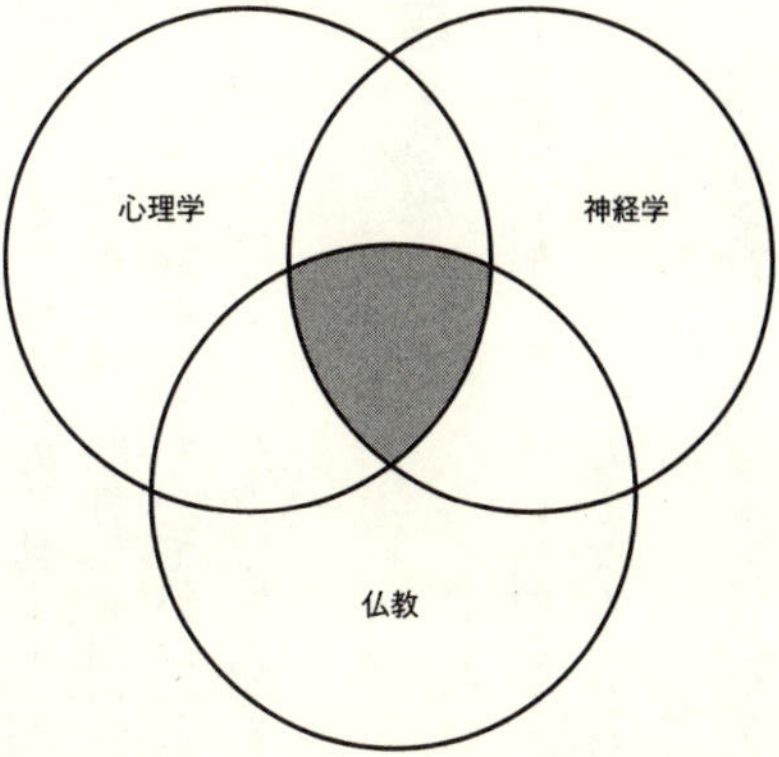

仏教を含む主要な宗教に関連している。その中で科学がもっとも注目してきたのは仏教である。仏教は体験を重視し、特定の神を信じるよう強要しない。仏教はまた心理学や神経学に通じる緻密な心のモデルをもっている。わたしたちが本書において、他の伝統に大きな敬意を払いながらも、仏教の視点と手法にもっぱら焦点を当てているのはそのためだ。

心理学、神経学、仏教のそれぞれを円だと想像してみよう（図1）。
三つの円が交錯している部分でなされた諸発見は今、ようやく明らかにされはじめたばかりだが、科学者や医師や瞑想家はすでに健全な心の状態の下に横たわる脳の状態や、そうした脳の状態をいかにして活性化するかについて多くのことを学んできた。それらの重要な発見は、心をコントロールする能力を飛躍的に高めることを可能にした。あなたはそうした能力を使って、苦痛や機能不全を緩和する、健康を増進させる、スピリチュアルな実践を支える——すべて「覚醒の道」の中心的活動——といったことができるのだ。

わたしたちの狙いは、脳科学を用いて、あなたがその道を究めるのを助けることである。ブッダの脳がどうなっていたかを具体的に示すことができる人物はいないが、「覚醒の道」を究めた人たちの心や脳を理解すれば、優れた洞察力を養う方法がわかるだろう。

覚醒する脳

心、意識、覚醒の道には超越的なもの——それを神、スピリット、仏性、心の基盤、あるいは名づけえぬものなどなんと呼ぼうがかまわない——が関わっているとリチャードもわたしも信じている。それがなんであれ、定義上、物質的宇宙を超えている。なんとしてもそれは証明できないので、一つの可能性として敬うことが重要である——科学の精神にも矛盾しない。

とはいえ、いかに心が脳に依存しているかを示す研究が増えている。たとえば、心は脳の発達にともなって発達する。脳がダメージを受けると、心もダメージを受ける。

脳内の化学的組成のちょっとした変化が気分、集中力、記憶に大幅な変化をもたらす。[*9] 強力な磁石を用いて、情動を処理する大脳辺縁系を抑制すると、倫理的な判断力に変化が現われる。[*10] 一部のスピリチュアルな経験でさえ神経の活動に関わっている。[*11]

超越的ではない心のすべての側面は脳の物質的プロセスに依存しているにちがいない。意識的であれ、無意識的であれ、心の活動は神経の活動を映し出す。それは、コンピューターの画面上の夕日の映像がハードディスクの磁気パターンを映し出すのと同じだ。脳が超越的な体験とどのように関わっているかはわからないが、心の発達や活動にとって必要なものをほぼすべて備えていると言って間違いない。「ほぼすべて」と断ったのは、脳は単独で存在しているわけではなく、より大きな生物学的かつ文化的なネットワークに組み込まれ、さまざまな影響を受けているからだ。脳はまた心によっても影響される。

もちろん、脳がどのようにして心を形作るのか、あるいは、ダン・シーゲルの言い方を借りれば、どのようにして心が脳を使って自らを形成するのか、まだ誰も知らない。いまだ解明されていない最大の科学的疑問は、「何がビッグバンを引き起こしたか？」と「量子力学と一般相対性理論を統合する大統一理論とはどんなものか？」だとよく言われる。だが、「意識的な経験に関わる心と脳の関係はどのようなものか？」という疑問も同じように答えるのがむずかしく、重要なものである。

コペルニクス以降、高等教育を受けた大半の人々は、地球が太陽の周りを回っていることを受け入れた。だが、どのようにして地球が太陽の周りを回っているかを実際に知っている者は皆無だった。コペルニクスが地動説を唱えてからおよそ一五〇年後、アイザック・ニュートンが重力の法則を発見し、地球が太陽の周りをなぜ回っているかを説明しはじめた。さらに二〇〇年後、アインシュタインが一般相対性理論によってニュートンの説明をより精密なものにした。

わたしたちが脳と心の関係を完璧に理解するまで、三五〇年、あるいはそれ以上かかるかもしれない。だが、それまでは、理にかなった仮説として「心とは脳が行っていることである」と考えてもいいだろう。

それゆえ、覚醒する心とは覚醒する脳を意味する。これまでの歴史を通じ、偉大な霊的指導者たちだけではなく、世に知られていない多くの男女が驚嘆すべき脳の状態を生み出すことによって、素晴らしい心の状態を培ってきた。たとえば、経験豊かなチベット仏教の実践者は深い瞑想状態に入ると、めったに見られない強力なガンマ波(脳波の一種)を生み出す。すると、驚くほど大きな神経の領域が一秒間に三〇回から八〇回脈動し、[*12] 心の広い領域を統合する。

わたしたちは超越的なるものに深く敬意を表しながらも、西洋科学の枠組み内にとどまり、心の鍛錬によって得られた情報を手がかりにして、現代の神経心理学が、より大きな幸せや愛や知恵を手に入れるための効果的な方法に関し、何を提示できるかを見ていくつもりだ。

これらの方法は伝統的なスピリチュアルな実践に取って代わることはないだろう。幸せで親切な人間になるのに、EEG（脳波図）やPh.D.（博士号）は必ずしも必要ないからだ。だが、自分自身の脳に影響を及ぼす方法を理解することは、とくに厳しい修道院の生活のような、集中した修行をする時間がない人にとって、とても助けになることは間違いないだろう。

苦しみの原因

人生にはたくさんの快楽や喜びがあるが、かなりの苦痛や悲しみもある。苦痛や悲しみは、わたしたち人間を含む動物が遺伝子を残すために進化させてきた三つの生存戦略がもたらした不運な副産物である（苦しみについてはこの後の2章で詳しく取り上げる）。三つの生存戦略を要約すると次のようになる。

- 自分自身と世界との間に境界を生み出すために、実際にはつながっているものを引き離そうとする。
- 内的システムを堅固な状態に保つため、変化しつづけているものを安定化させようとする。

・脅威を避けて生存や子孫繁栄のチャンスをものにするために、避けられない痛みから逃げ、はかない快楽にしがみつく。

大半の動物は、神経系がさほど複雑ではないため、これらの戦略が重大な苦痛にまで発展するようなことはない。だが、人間の発達した脳は苦しみを収穫する肥沃な土壌となる。わたしたち人間だけが、未来を心配し、過去を悔やみ、現在の自分自身を責め立てる。わたしたちは欲しいものが得られないと欲求不満におちいり、物事が思い通りにいかなくなると落胆する。そして、自分が苦しんでいることを気にやむ。

わたしたちは苦しんでいることに動揺し、死んでいくことに怒り、また別の日には、悲しい気持ちで目覚めたことを苦にする。このような苦しみ――わたしたちの不幸や不満の大半を含んでいる――は脳によって構築される。それは作り上げられるのだ。なんとも皮肉で心が痛むが、希望ももてる。なぜなら、脳が苦しみの原因なら、癒しの源泉にもなりうるからだ。

徳、マインドフルネス、知恵

二〇〇〇年以上も前、シッダールタという一人の若者――まだ悟っていなかったし、ブッダとも呼ばれていなかった——が何年も費やして自分の心、すなわち脳を鍛錬した。覚醒した晩、彼は自分の心（根底にある脳の活動を反映する）を深く覗き込み、そこに、苦しみの原因と、苦しみから自由になる道を見出した。それから四五年間、北インドを放浪して歩き、耳を貸してくれる人たちに次のような方法を説いて回った。

- 誠実に生きるために、貪欲や憎しみの火を冷ます方法
- 混乱の最中、物事をありのままに見るために、心を安定させ、集中させる方法
- 自分を解放する洞察を培う方法

つまり、彼は徳やマインドフルネス（集中とも呼ばれる）や知恵を教えたのだ。これらは仏教の実践の三本柱であるだけではなく、日々の健康、心理的な成長、スピリチュアルな覚醒の源でもある。

徳はあなた自身や他者の害ではなく利益になる行動、言葉、思考を制御することに関わっている。あなたの脳の中では、徳は前頭前野皮質（ＰＦＣ）から上意下達（上から下に伝達されるということ）される。「前頭前野」とは額のすぐ後ろに位置する脳の部分を指す。「皮質」は脳の外側の層にあたる（ラテン語の語根は「樹皮」を意味する）。

徳は副交感神経から下意上達（下から上に伝達されること）される要求や、大脳辺縁系からの肯定的な感情にも依存する。読者は5章でこうした脳の回路とどう付き合ったらいいかを学ぶことになるだろう。さらに、わたしたちは人間関係における徳も探求する。なぜなら、人間関係は徳がもっとも試される場であり、共感、親切、愛といったものを支える脳の状態を育むことに関わっているからだ（8章、9章、10章を参照）。

マインドフルネスはあなたの内的世界と外的世界への注意を巧みに活用することを含んでいる。あなたの脳は主として注意を向けるものから学ぶので、マインドフルネスは良い体験を取り込み、自分自身の一部にする入り口となる（そのやり方については4章で論じる）。深い瞑想的な集中までも含めたマインドフルネスを促進させる脳の状態を活性化させるさまざまな方法を11章と12章で探求するつもりだ。

知恵とはこれまでに適用されて役に立つのがわかっている常識であり、あなたは二つのステップを踏んでそれを獲得する。まず、あなたは何が自分を傷つけ、何が助けてくれるか——換言すれば、苦しみの原因とゴールにいたる道（2章と3章で詳しく取り上げる）——を理解する。次に、その理解に基づいて、自分を傷つけるものを手放し、助けてくれるものを強化する（6章と7章）。その結果、時の経過とともに、すべてのものとのつながりをより強く感じ、万物が変化し、終わりを迎えることに穏やかでいられるようになる。そうなると、ジタバタせずに快楽や苦しみと直面できるようになる。最後に13章では、知恵を得るときにもっとも魅力的で微妙な障害になりうるものは何かを取り上げる。世界から切り離されていると感じ、とても傷つきやすい自己感覚についてだ。

▼調整、学習、選択

徳、マインドフルネス、知恵は脳の三つの基本的機能――調整、学習、選択――によって支えられる。脳は興奮と抑制（青信号と赤信号）の組み合わせを通して、自らやその他の身体システムを制御する。脳が学習するのは新しい回路を形成したり、既存の回路を強化もしくは弱体化させたりすることを通してである。そして、価値があるとわかれば、どんな経験でも選択する。たとえば、ミミズですら、電気ショックを避ける特定の道を辿るよう訓練できる。

これらの三つの機能――調整、学習、選択――はシナプスでの複雑な分子のダンスから、脳全体が一丸となって行う制御や適応や識別にいたるまで、神経系のあらゆるレベルで働いている。すべての重要な活動には三つの機能が関与している。にもかかわらず、それぞれの実践の柱は三つの機能の一つに密接に対応する。

徳は人々を利するポジティブな傾向を刺激し、人々に害をもたらすネガティブな傾向を抑制する調整と密接に関わっている。マインドフルネスは新しい学習に導き――注意が神経回路を形作る――、過去に学習したことを参考にして、より安定した集中力の高い意識を育てる。知恵は、より楽しいものを得るためにあまり楽しくないものを手放すといった選択を行う。

要するに、徳やマインドフルネスや知恵を心の中で育めるかどうかは、脳内の調整、学習、選択の機能を改善できるかどうかにかかっている。三つの神経の働きを強化する――これからその方法を学んでいく――ことが実践の柱を支えてくれるのだ。

心を傾ける

覚醒の道への出発点は、あなたが今いるところである。時間と労力を惜しまず、技を尽くせば、徳とマインドフルネスと知恵が次第に強化され、あなたはより幸せで愛に満ち溢れていると感じられるようになる。

一部の伝統はこのプロセスを、つねに存在していた本性を明らかにすることとして説明する。心身の変容という枠組みで捉える伝統もある。もちろん、覚醒の道のこれら二つの側面はお互いに支えあう。

あなたの本性は、ときに困難をともなう心理的成長やスピリチュアルな実践のための避難所であると同時に源泉でもある。心の内奥に入り込んだ人々――あらゆる宗教的伝統の賢者や聖人——がみな基本的に同じことを言っているのは注目すべきことである。あなたの根本的な性質は、平和に輝く愛に満ち溢れた賢い純粋意識である。それは究極の現実——呼び方はどうでもいい——の土台と神秘的な方法でつながっている。あなたの本性はストレスや心配、怒り、満たされぬ憧憬などによって一時的に曇らされているかもしれないが、それでも存在しつづけている。それを知るのは大きな慰めである。

一方、不健全なものを排し、健全なものを育むために心と身体に取り組むのは、心理的・霊的発達を目指すすべての道にとって重要なことだ。たとえ、実践の目的が本性を「あいまいにぼかすものを取り除く」（チベット仏教の言い方）ことだとしても、その目的を果たすためには、段階を踏んだトレーニングと、浄化や変容のプロセスが必要である。逆説的な言い方になるが、すでにそうであるものになるには時間がかかるのだ。

いずれにせよ、心の中のこうした変化——本来の純粋さを明らかにし、健全な性質を育むこと——は脳の変化を映し出す。「脳がどのように働き、変化するか」、「脳がどのように感情に乗っ取られたり、穏やかな徳に落ちついたりするか」、「脳がどのようにして注意散漫になったり、集中力を育んだりするか」、「脳はどのようにして有害な選択をしたり、賢い選択をしたりするか」といったことを理解すれば、あなたは自分の脳、すなわち心をもっと制御できるようになるだろう。そうすれば、健全さ、愛情、洞察を育むのが容易になって実を結ぶようになり、あなたが独自の覚醒の道を行くのを助けてくれるだろう。

自分に味方をする

あなたが強い影響力をもつようになればなるほど、その力を良いことに使う責任が大きくなるというのが一般的な道徳原理である。では、あなたがもっとも影響力をふるっている相手は誰だろう？　それはあなたの未来の自己だ。あなたは未来の自己を手中に収めている。それがどうなるかは、あなたの気遣い方にかかっている。

わたしの人生の核心的な経験の一つは、六歳ぐらいのとき、感謝祭に近いある晩に起こった。イリノイ州に住んでいたわたしは家の前の通りを横切ったところにあるトウモロコシ畑の端に立って、降ったばかりの雨で水びたしになった轍《わだち》を見ていたのを覚えている。遠い丘々には、小さな光がきらめいていた。頭は冴え渡っていたが、その晩、我が家に起こった不幸を悲しんでいた。そのとき、ある考えが鮮明に浮かんできた。あの遠くの光とそれが象徴する幸せに至る道を、時間をかけてでも見出せるかどうかは他でもない自分にかかっているのだ、と。

その瞬間は決して忘れられない。自分が制御できるものとできないものがあることを教えてくれたからだ。過去や現在を変えるのは不可能である。すべてあるがままに受け入れるしかない。だが、よりよき未来のために備えることはできる。備えると言っても、ほとんどの場合、それほど大げさなものではない。たとえば、ミーティングで緊張したら、思いっきり息を吸ってゆっくりと吐き出し、副交感神経を活性化させるといったことである。あるいは、気が動転したら、自分を愛する人と一緒にいるときの感情を思い出せばよい。そうすれば、神経伝達物質であるドーパミンのレベルが上がり、注意の焦点を保つのが容易になるだろう。

こうしたささいな行動が積み重なると、実際に効果を発揮するようになるのだ。個人的な成長のワークやスピリチュアルな実践だけではなく、毎日の日常的な活動も、脳を内側から変える多くの機会を含んでいる。あなたは実際に自分の脳を内側から変えるパワーをもっている。それはあなたのコントロールが及ばない力に満ちた世界の中にあって、素晴らしいことである。一粒の雨はほとんど力をもたない。だが、長い時間をかけて無数に降る雨粒は、大きな岩を砕き、グランド・キャニオンさえ彫り上げることができる。

ただし、そうしたステップを踏むには、自分自身の味方にならなければならない。それは最初、そんなに簡単なことではない。大半の人は他人には親切でも、自分自身にはそうではない。自分に親切にするには、想像力を働かせる必要がある。たとえば、次のような事実を考えてもらいたい。

・あなたはかつて小さな子どもで、他の人と同じように、世話をしてもらうにふさわしい存在だった。あなたは自分自身を小さな子どもとみなし、その子に幸あれと願えるだろうか？　現在でも同じなのだ。あなたは他の人と同じ人間であり、幸せや愛や知恵を手に入れる権利をもっている。

・覚醒の道を歩めば、あなたは仕事や人間関係において、もっと有能になるだろう。あなたがもっとユーモアに満ちた温かな物知りになることで、他人がどんな恩恵を得られるか考えてみてもらいたい。自分自身を発達させるのは利己的なことではない。実際のところ、他人への大きな贈り物なのだ。

刃の上の世界

恐らくもっとも重要なのは、あなた自身の成長が、貪欲、混乱、恐れ、怒りに満ちた世界を、暗黙のうちにより良い方向に向かわせる助けになると認識することだろう。

わたしたちの世界は刃《やいば》の上で平衡を保っているが、いずれの側にでも傾く可能性がある。世界中で、ゆっくりだが確実に民主化が進み、草の根の組織が増えるとともに、わたしたちのつながりがもろいものだという理解が深まっている。他方で、世界はますます熱くなり、軍事テクノロジーがより殺傷力を増し、多勢の人たちが毎晩、お腹を空かして寝床についている。

歴史上のこの瞬間、わたしたちの目の前には、悲劇の暗雲と希望の光が同等に見えている。崖っぷちからわたしたちを引き戻すのに必要な自然資源や技術はすでに存在している。問題は資源の不足にあるのではない。意志や抑制の不足、本当に起こっていることへの無関心、自己啓発への無関心——言い換えれば、徳、マインドフルネス、知恵の欠如——にある。あなたや他の人たちが心、すなわち脳とうまく付き合えるようになれば、この世界をより良い方向に向かわせる助けにきっとなるだろう。

第1章　まとめ

▼あなたの心の中で起こることは一時的にも、永続的にもあなたの脳を変える。ともに発火する神経細胞はつながり合う。あなたの脳内で起こることは、あなたの心を変える。なぜなら、脳と心は一つの統合されたシステムだからだ。

▼したがって、あなたは心を用いて脳を変え、周囲の人々に恩恵をもたらすことができる。

▼瞑想の伝統で、本格的に修行した人たちは、心の鍛錬の「オリンピック選手」である。

かれらがどうやって心（すなわち脳）を鍛錬したかを学ぶことは、より大きな幸せ、愛、知恵を手に入れる強力な方法を明らかにする。

▼脳はあなたの生存を助けるために進化してきたが、その三つの主要な生存戦略はあなたを苦しめもする。

▼徳、マインドフルネス、知恵は日々の健康、個人的成長、スピリチュアルな実践の三本柱である。それらは調整、学習、選択という三つの基本的な神経の働きを促す。

▼覚醒の道は〈心／脳〉を変容させることと、ずっとあった素晴らしい本性を明らかにすることの両者を含んでいる。

▼日々のちょっとした肯定的な行動が積み重なると、長い間には大きな変化を引き起こし、徐々にあたらしい神経の構造を築きあげる。それを維持しつづけるには、自分自身の味方にならなければならない。

▼多くの人の脳の健全な変化は世界をより良くするのを助けてくれる。

パート1

苦しみの原因

第2章　苦しみの進化

生物学においては、進化に照らさなければ何も意味をなさない。
テオドシウス・ドブジャンスキー（進化遺伝学者）

人生には素晴らしいことがたくさんあるが、困難なこともある。周囲の人々の顔をよく見てもらいたい。多分、かなりの緊張、落胆、不安が見て取れるだろう。あなただって、自分自身のいら立ちや悲しみを知っているはずだ。生きることにともなう痛みは、ちょっとした寂しさや落胆から、中程度のストレス、心の傷、怒り、強烈なトラウマや苦悩にいたるまで、多岐にわたっている。それらをひっくるめて、わたしたちは「苦しみ」と呼んでいる。不安、いらだち、不満など、苦しみの多くはさほど強烈ではないが、慢性的なものである。そうしたものを感じないで、代わりにもっと満足感や愛や心の平安を感じたいと思うのは自然な気持ちだろう。

どんな問題でも、解決するにはその原因を理解する必要がある。すべての偉大な医師、心理学者、霊的指導者が卓越した診断医だったのはそのためだ。たとえば、ブッダは「四諦《したい》」の中で、苦しみを認めてその原因（渇望＝何かを必要とせずにはいられない感覚）を診断し、それを癒す方法を特定した上で（渇望からの自由）、処方箋（八正道《はっしょうどう》）を下した。

この章では、あなたの脳の中の苦しみの原因を分析するために、進化に照らして苦しみを検討する。自分がなぜ神経質になったり、いらいらしたり、混乱したり、憂うつになったり、無力感を覚えたりするかがわかれば、そうした感情にさほど振り回されなくなるだろう。それ自体、いくぶんか慰めになる。理解が深まれば、本書の後述する部分で、「処方箋」をより上手に活用する助けにもなるだろう。

進化する脳

・生命はおよそ三五億年前にはじまった。多細胞生物が最初に現れたのは約六億五〇〇〇万年前である（もし風邪を引いたら、病原菌がわたしたちよりおよそ三〇億年早く地上に登場したことを思い出してもらいたい！）。もっとも初期のクラゲが六億年前頃に誕生するまでには、お互いにコミュニケーションを取り合うのに必要な感覚運動系（神経組織のはじまり）を備えるまでに複雑になっていた。動物の進化に合わせて、神経系も進化し、ゆっくりと脳という中央司令部へと成長していった。

•進化は既存の能力の上に築かれる。生命の進化の過程があなた自身の脳の内部に見て取れる。ポール・マクリーンは、人間の脳が爬虫類の脳、旧哺乳類の脳、新哺乳類の脳という順で進化してきたという脳の三層構造説を唱えた（図2参照。図はすべて概略的なものであり、精密なものではない）。

•比較的最近進化した、自由意志の基盤である大脳皮質（概念化の働きをする）は、動機が本能によってあらかじめ決められていて素早く働く皮質下の脳幹構造の上にのっかっている（脳幹は図2のように「爬虫類の脳」にほぼ対応する）。日々の生活では、あなたの頭の中のトカゲとリスとサルの脳が最初からあなたの反応を形作る。

•にもかかわらず、新皮質は脳の他の部分に対して大きな影響力をもっている。新皮質は子育て、絆づくり、コミュニケーション、協力、愛といった能力を発達させようとする進化の圧力によって形成されてきた。[*1]

•大脳皮質は二つの「半球」に分かれ、脳梁によってつながれている。ほとんどの人の左半球は逐次的な言語の処理にもっぱら携わる。一方、右半球は包括的な視覚空間的処理を専門とする。むろん二つの半球は一体となって働く。多くの神経構造は各半球に一つずつというように二重になっているが、単一の構造に帰す

図2　進化する脳

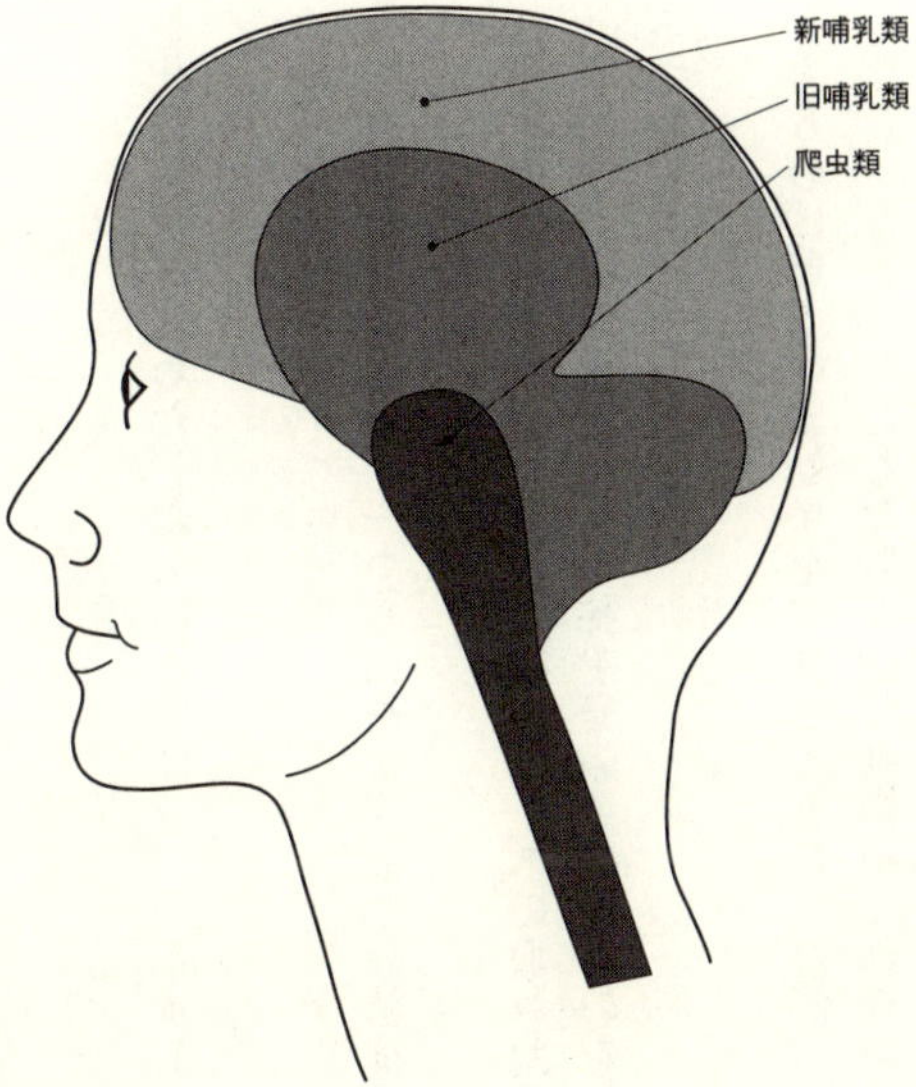

——のが慣習となっている（たとえば、海馬）。

三つの生存戦略

何億年にもわたる進化によって、わたしたちの祖先は三つの基本的な生存戦略を発達させた。

- 分離を生み出す――自分自身と世界、一つの精神状態と他の精神状態との間に境界を設けるため。
- 安定性を維持する――心身のシステムを健全なバランスの取れた状態に保つため。
- 脅威を避け、チャンスをものにする――子孫を繁栄させるものを取り入れ、そうでないものを避けるため。

これらの戦略は生存するのに驚くべき効果を発揮してきた。だが、母なる自然は、生物がどう感じるかは気にしない。わたしたちを含む動物がこれらの戦略にしたがい、自分たちの遺伝子を受け渡すよう動機づけるために、神経のネットワークは特定の状況下で苦痛を生み出すよう進化した。分離感がなくなると、安定性が揺るがされ、子

孫を繁栄させるチャンスが奪われ、脅威を感じる。不幸にもこうした状況が始終起こるのは、

- すべてがつながっているからだ。
- すべてが変わりつづけているからだ。
- チャンスはものにできないと決まっているからだ。あるいは、その輝きを失うように決まっているからだ。それに、多くの脅威は逃れられないからだ（たとえば、老化や死）。

こうしたことがすべてどのようにあなたを苦しめるかを見てみよう。

そんなに分離してはいない

頭頂葉は後頭上部に位置している（「葉」は皮質の丸いふくらみを指す）。大半の人にとって、左葉は、自分の身体が世界とは異なっていることを明確にする。右葉は視覚によって知覚した対象の位置を身体座標における位置に変換する（訳者注：たとえば、ブロックでできた立体パズルを解くときにブロックをどの方向に回転させればピッタリはまるかを考えたりすること）。その結果、「わたしは分離独立している」という基本的仮

定におのずと行き着く。

そんなに異なってはいない

有機体は生きるために、新陳代謝をしなければならない。環境と物質やエネルギーを交換しなければならないのだ。新陳代謝の結果、一年間で、あなたの身体の多くの原子が新しいものと入れ替わる。あなたが水を飲むために使うエネルギーは、食物連鎖を通して太陽光からやってくる――真の意味で、光があなたの口元までコップをもち上げるのだ。あなたの身体と世界との間の明白な壁は、「壁」というより「柵」に似ている。

一方、あなたの心と世界の壁は歩道に引かれた一本の線に似ている。誕生の瞬間から、言葉や文化があなたの心に入ってきて、心を形作るのだ。[*2] 共感や愛はあなたを他人と協調させるので、あなたの心は他人の心と響き合う。[*3] 精神活動のこうした流れを通して、あなたと他人はお互いに影響し合う。

あなたの心の中には、どんな線も引かれていない。混在するもろもろの感覚が思考や感情や欲求となってなんらかの行動を取らせ、さらに多くの感覚を生み出していく。このような意識の流れは、しばしば一秒にも満たないうちに次々に集合と離散を繰り返す束の間の神経の動きに関連している。[*4]

それほど独立していない

わたしがここにいるのは、セルビア国家主義者がフェルディナント大公を暗殺し、第一次世界大戦の口火を切ったからだ――そのことが、一九四四年、軍のダンスパーティで、わたしの父と母の偶然の出会いをもたらしたのだ。もちろん誰にでも今日ここにいる理由はたくさんある。一体、どのくらいまで遡るべきなのだろう？　首にへその緒を巻きつけて生まれてきたわたしの息子は、何百年もかけて発達してきた医療技術のお陰でここにいる。

もっと遠くまで遡ることもできる。わたしたちの身体を作っている大半の原子は、肺の中の酸素や血中の鉄分を含め、星の内部で生まれた。初期の宇宙では、水素がほとんど唯一の元素だった。星は、水素原子を収容する巨大な核融合反応炉であり、より重い元素を作り、その過程でたくさんのエネルギーを放出する。新星爆発を起こした星はその内容物を遠くまで広く吐き出す。

わたしたちの太陽系が、宇宙の誕生からおよそ九〇億年後に形成されはじめたときには、地球を作ったり、この本をもつ手や、これらの言葉を理解する脳を作ったりするのに十分な原子が存在していた。実のところ、たくさんの星が爆発したおかげで、あなたは今ここにいるのだ。あなたの身体は星くずで作られているのだ。

あなたの心が今機能しているのも、無数の原因があってのことである。あなたの物の見方、パーソナリティ、および感情を形成してきた人生の出来事や人間について考えてもらいたい。誕生時に入れ替えられて、ケニアの貧しい店主かテキサスの裕福な石油王に育てられたと想像してもらいたい。

分離の苦しみ

わたしたちはめいめいつながっており、世界と依存しあっているので、分離独立しようとすれば、欲求不満になるのが普通だ。その結果、不安や脅威といった苦痛の信号が生み出される。

では、わたしたちの努力が一時的に成功したとしたらどうだろう？　それでも、やはり苦しむことになる。あなたが世界を「自分ではないもの」とみなせば、世界は潜在的に安心できない場所となり、あなたは世界を恐れ、抵抗するようになるからだ。「わたしは世界から切り離されたこの身体である」とみなせば、身体の脆弱さがあなた自身の脆弱さになる。身体が重過ぎると思ったり、見栄えが良くないと思ったりしても、苦しむことになる。身体が病や老化や死（どんな身体も避けられない）に脅かされれば、なおのこと苦しむことになる。

そんなに永続しない

あなたの身体、脳、心は、健全なバランスを維持しなければならない膨大な数のシステムを含んでいる。しかし、問題なのは、刻々と変化する状況が絶えずこれらのシステムを妨害し、脅威や苦痛や苦難——要するに苦しみ——の信号を生み出すことだ。

わたしたちはダイナミックに変化するシステムである

神経伝達物質であるセロトニンを放出する一個のニューロンを考えてみよう（図3と図4参照）。この小さなニューロンは神経系の一部であると同時に、それ自体、複雑なシステムであり、働きつづけるにはいくつもの下位システムを必要とする。それが発火すると、軸索の先端にある樹状突起がシナプス——他のニューロンとの接合部——に勢いよく分子を放出する。それぞれの樹状突起は、神経伝達物質のセロトニンに満たされた小胞と呼ばれる小さな泡をおよそ二〇〇個含んでいる。[*5] ニューロンが発火するたび、五個から一〇個の小胞が口を開けて内部のセロトニンを放出する。典型的なニューロンは一秒間に約八回発火するので、各樹状突起のセロトニンが詰まった小胞は数秒おきに空になる。

その結果、忙しい小さな分子機械は新たなセロトニンを製造するか、解き放たれてニューロンの周囲に浮かんでいるセロトニンを再利用しなければならない。次に、小胞を作ってセロトニンで満たし、活発に活動する樹状突起の先端に送り込む必要がある。それにはたくさんのプロセスを、バランスを取って進めなければならないので、うまくいかないこともある。しかもセロトニンの新陳代謝は体内に何千もあるシステムの一つにすぎないのだ。

典型的なニューロン

- ニューロンは神経系の基本的な構成要素である。その主要な機能はシナプスと呼ばれる小さな接合部を通してお互いにコミュニケーションすること。ニューロンにはたくさんの種類があるが、基本的なデザインは似通っている。
- 細胞体は樹状突起と呼ばれる枝を伸ばし、それが他のニューロンから送られてくる神経伝達物質を受け取る。（一部のニューロンは電気的な刺激を通してお互いに直接コミュニケーションする）
- 簡単に言うと、ニューロンが受け取る信号が興奮を煽るものか、抑制するものかによって、発火するかどうかが決まる。
- ニューロンが発火すると、電気化学的な波が他のニューロンの方に伸びている

図3　ニューロンの概略図

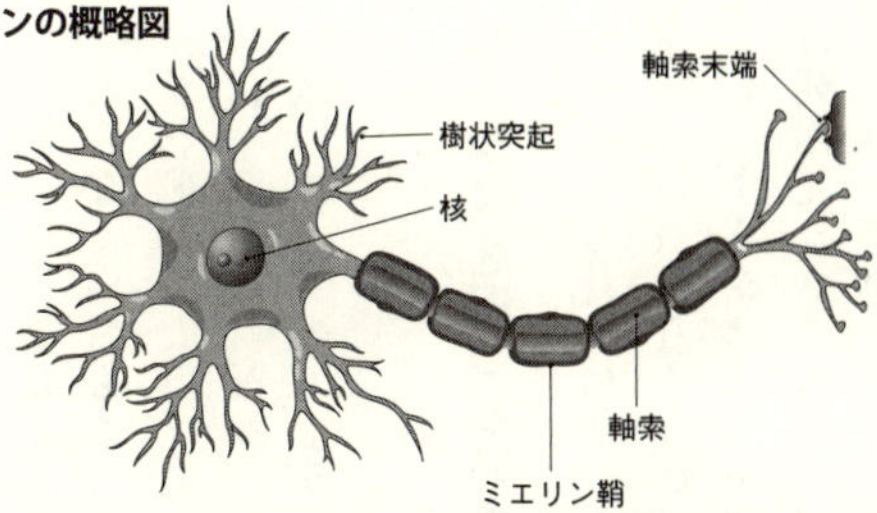

図4　シナプス（かこみ内は拡大図）

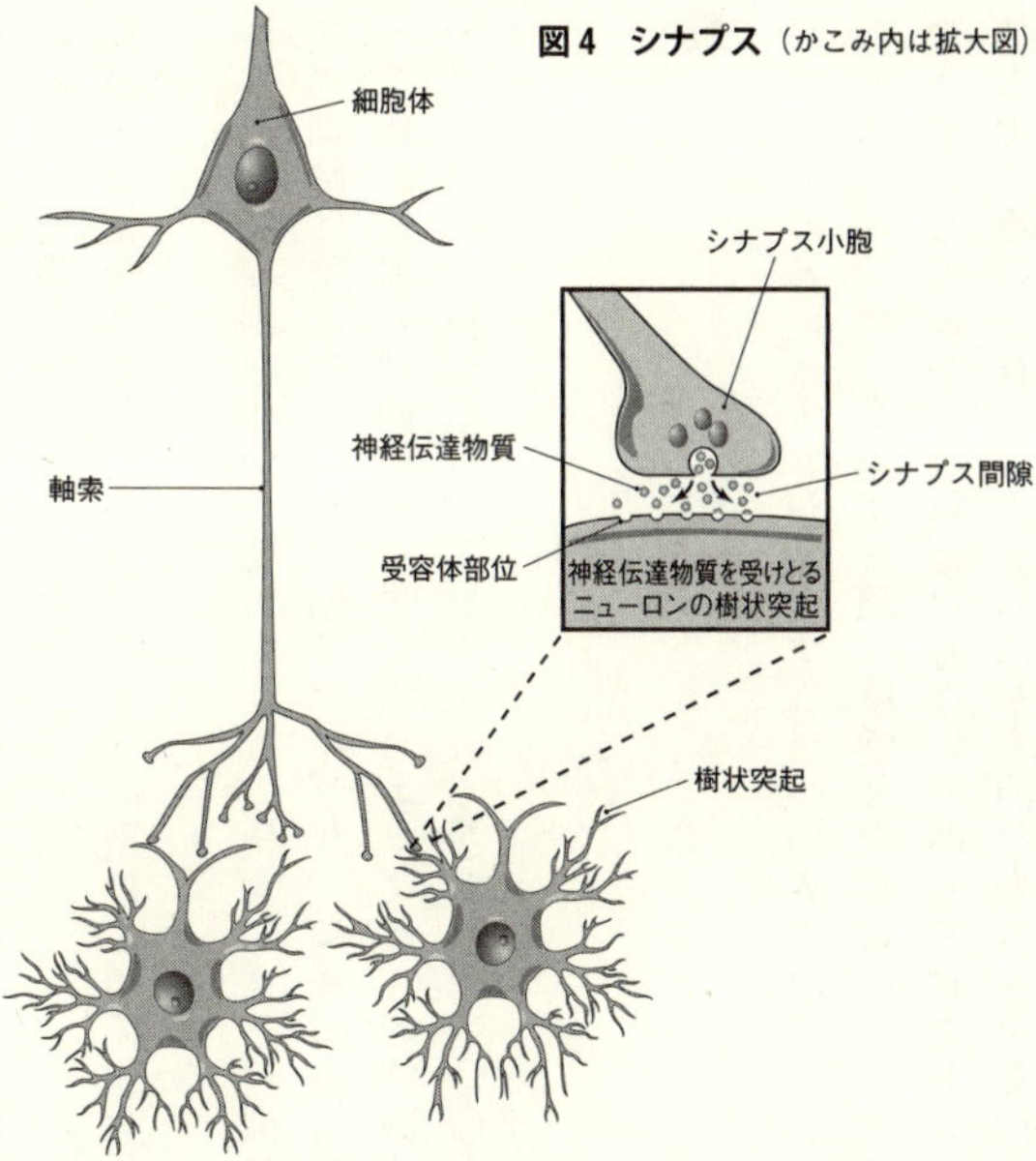

軸索を伝播していき、神経伝達物質をシナプスへと放出させる。それを受け取ったニューロンは、抑制されるか、興奮させられて発火する。

•神経の信号は、軸索を保護する脂肪でできた物質、ミエリン鞘によって加速される。

•脳の灰白質は大部分、ニューロンの細胞体からなっている。軸索とグリア細胞からなる白質もある。グリア細胞は軸索をミエリン鞘で包んだり、神経伝達物質を再利用したりするといった新陳代謝の補助機能を果たす。ニューロンの細胞体は、軸索の「配線」によって頭の中の複雑なネットワークにつながれた一〇〇〇億のスイッチのようなものである。

バランスを保つという課題

健康でいるためには、あなたの心身の各システムが衝突する二つの欲求のバランスを取らなければならない。一方では、人や物と交流する際、感覚入力が自由に入ってこられるようシステムを開いたままにしておかなければならない。閉じられたシステムは死んだシステムなのだ。他方で、それぞれのシステムは基本的な安定性を維持し、適度な設定値の範囲内――熱すぎもせず、冷たすぎもしない範囲内――にとどまらなければならない。たとえば、前頭前野皮質（ＰＦＣ）による抑制と大脳辺縁系からの興奮はお互いにバランスを取らなければならない。抑制が強すぎると、精神的に無感覚になるし、興奮しすぎると、圧倒されることになる。

脅威の信号

感覚器はそれぞれのシステムのバランスを保つため、（サーモスタットの内部で温度計がするように）自らの状態を記録し、適正範囲から逸脱したら、調整装置に信号を送ってバランスを取り戻させる。こうした調整のほとんどはあなたの意識の外で行われる。だが、矯正活動の信号の一部はきわめて重要なものなので、意識に上ることもある。たとえば、身体があまりにも冷たくなると、あなたは悪寒を感じ、暑すぎると、焼かれているように感じる。

意識的に経験されるこのような信号は不快なものである。というのも、脅威の感覚をもたらし、警告としての役割を果たす必要があるからだ。そうした警告はちょっとした不安をともなう穏やかなものであるときもあれば、大々的なものになると、パニックを引き起こす場合もある。いずれにせよ、バランスを取り戻すためにするべきことをするよう脳に促す。

促しは渇望をともなうのが普通である。一口に渇望と言っても、穏やかな憧れからやみがたい衝動にいたるまで多岐にわたっている。パーリ語——初期仏教の言語——で渇望を意味する言葉は tanha（タンハー、「渇き」を意味する言葉の語根）である。「渇き」という言葉には脅威の感覚を呼び覚ます力がある。脅威の信号が効果的なのは、不快だからなのだ。あなたは多少なりとも苦しみ、それを止めたいと思う。

万物は変わりつづける

すべてのシステムのバランスが取れているとき、たまに、脅威の信号がしばらくの間、止まることがある。だが、世界は変化しつづけているので、心や身体や人間関係のバランスを妨げるものがなくなることはない。あなたの生命システムの調整装置は、分子レベルのものから対人間のものまで、元々不安定なプロセスに静的秩序を押し付けつづけなければならない。

不安定な量子からいつの日か膨張して赤色巨星になり、地球を呑みこむわたしたちの太陽にいたるまで、物質世界がいつまでもつづかないことを考えてもらいたい。また、あなたの神経系の乱れを考えてもらいたい。たとえば、意識を支えるPFC（前頭前野皮質）の部位は毎秒五回から八回アップデートされる。[*6]

こうした神経学的な不安定性はあらゆる心の状態の根底に横たわっている。たとえば、すべて思考は、入ってくる神経の信号を一貫したシナプスの集合体へと一時的に仕切る。もっともそのシナプスの集合体はすぐに離散して肥沃な無秩序へと席を譲り、他の思考が出現できるようにしなければならない。[*7] 一回の呼吸を観察してもらいたい。呼吸のはじめと中程と終わりで、感覚が微妙に変わるのがわかるだろう。

万物は変化する。それが外部の現実や内的体験の普遍的な性質である。したがって、生きている限り、バランスは邪魔されつづける。だが、あなたの脳は、あなたが生きていくのを助けるために、河を堰きとめ、動的なシステムを固定させようと奮闘しつづける。そうやって、この変わりやすい世界の中に固定したパターンを見出し、永続するプランを打ち立てようとするのだ。その結果、過ぎ去った瞬間を延々と追いかけ、それを理解し、コントロールしようとする。

そんなに楽しくないし、そんなに苦痛でもない

遺伝子を子孫に受け渡すために、わたしたちの動物の祖先は一日に何度も近づくべきか、避けるべきかを適切に選択しなければならなかった。人間が近づいたり、避けたりする対象は、物理的なものだけではない。ある種の心の状態もその対象となる。たとえば、わたしたちは自尊心を追いかけ、羞恥心を押しのける。けれども、いかに洗練されたとはいえ、人間が何かに近づいたり、避けたりするときには、猿がバナナを探すときや、トカゲが岩の下に隠れるときに用いるのと同じ神経回路を利用する。

経験の情調

あるものに近づくべきか、避けるべきかを、あなたの脳はどのようにして決めるのだろう？　あなたが森を歩いているとしよう。曲がり角を曲がったとたん、目の前の地面に、湾曲した棒状の形をしたものを見る。複雑なプロセスを単純化して言うと、この棒状の形をした物体から跳ね返った光が、瞬間的に視覚情報を扱う後頭葉皮質に送られ、意味のあるイメージを形成する（図5）。次に、後頭葉皮質がこのイメージを二つの場所に送る。一つは海馬で、潜在的に脅威かそうでないかを評価する。もう一つは前頭前野皮質やその他の脳の部位で、さらに洗練された時間のかかる分析を行う。

イメージを受け取った海馬は、万一に備えて、即座にそのイメージを危険物リストと比較する。そして、危険物リストの中に湾曲した形を見つけた海馬は、あなたの扁桃体に「警戒せよ！」という優先順位の高い警報を送る。警報ベルのような働きをする扁桃体は脳全体に警告を発するとともに、「闘争／逃走」に備えさせるあなたの神経・ホルモン系に特別の信号を素早く送る。[*8]「闘争／逃走」のプロセスの詳細については次章で取り上げる。ここでのポイントは、あなたが湾曲した形を突き止めた直後に、不安を感じて飛びのくことだ。

図5　脅威やチャンスを見るしくみ

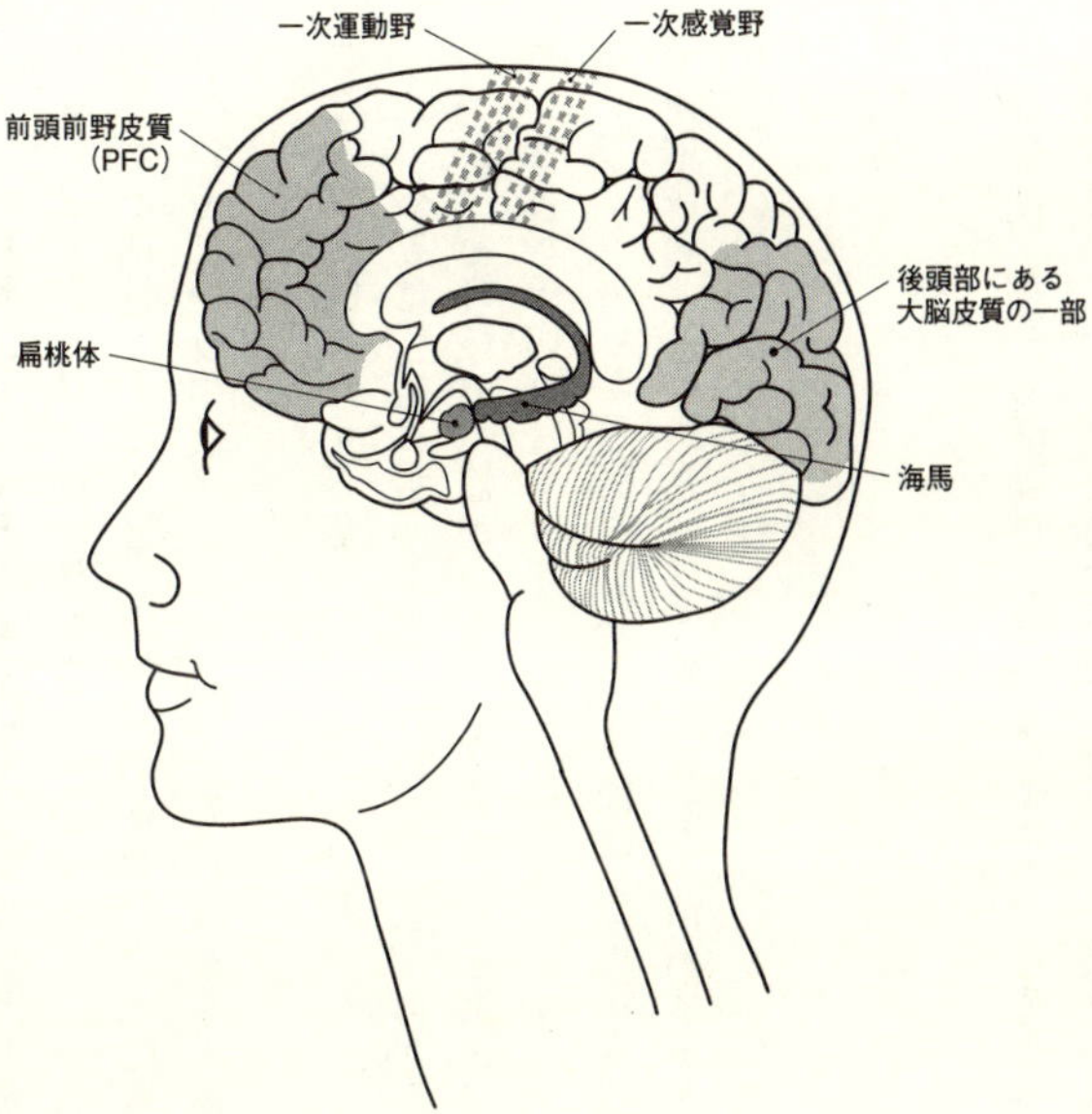

その間に、有能ではあるが比較的ゆっくりと働く前頭前野皮質が長期の記憶から情報を引き出し、そのいまいましい物体が蛇か棒かを明らかにする。さらに数秒後、前頭前野皮質は、その物体が不活性であること――自分の前を行く人たちが何も言わずにそのそばを通り過ぎていくという事実――に注目し、それは単なる棒であると結論する。

この出来事の間、あなたが経験したすべては、楽しいか、不快か、そのどちらでもないかのいずれかだった。最初は、道に沿って歩いているとき、ありきたりの光景や心が浮き立つ光景があった。その後で、蛇がいるのではないかと思い、不愉快な恐怖を感じたが、最終的に、それが棒切れにすぎないことに気づいてほっとした。楽しいか、不快か、そのいずれでもないかという経験の側面は、仏教では情調＝feeling tone（西洋心理学では、快不快調＝hedonic tone）[*9]と呼ばれる。情調は主として扁桃体によって生み出されてから、広範囲に伝えられる。

重要な神経化学物質

あなたの脳の内部には、神経の活動に影響を及ぼす主要な化学物質が存在する。それらは多くの機能をもっている。ここに本書と関連する機能をリストアップしてみた。

主要な神経伝達物質

- **グルタメート**＝ニューロンを興奮させる。
- **γアミノ酪酸（GABA）**＝ニューロンを抑制する。

神経修飾物質

これらの物質――神経伝達物質と呼ばれることもある――は主要な神経伝達物質に影響を及ぼす。脳内に広く放出されるので、強力な効果をもっているのだ。

- **セロトニン**＝気分、睡眠、消化を調整する。たいていの抗うつ剤はセロトニンの効果を高めることを狙う。
- **ドーパミン**＝報酬と注意に関わっている。接近行動を促す。
- **ノルエピネフリン**＝警戒させ、奮起を促す。
- **アセチルコリン**＝注意深さと学習を促す。

神経ペプチド

これらの神経修飾物質は特定の有機分子であるペプチドから作られる。

- **オピオイド**＝ストレスをやわらげ、痛みを緩和し、快感（ランナーズ・ハイなど）を生み出す。これにはエンドルフィンが含まれる。
- **オキシトシン**＝子どもへの養育行動やカップルの絆を促進させる。至福に満ちた親密さや愛に関わっている。女性は男性より多くのオキシトシンをもっている。
- **バソプレシン**＝カップルの絆を支える。男性の場合、性的なライバルに対する攻撃性を促進させることがある。

その他の神経化学物質

- **コルチゾール**＝ストレス反応の際に、副腎から放出される。扁桃体を刺激し、海馬を抑制する。
- **エストロゲン**＝男女の脳は、エストロゲン受容体を含んでいる。性衝動、気分、記憶に影響を及ぼす。

「飴」を追いかける

二つの主要な神経系は、あなたに「飴」を追いかけさせつづける。最初の神経系は神経伝達物質のドーパミンをベースにしている。過去に報酬と結びついている物事に出くわすと、ドーパミンを放出するニューロンが活発になる。たとえば、数ヶ月会っていなかった親友からメッセージをもらったときなど。将来、報酬をもたらすかもしれないものに出くわしたときにも、これらのニューロンは活性化する。たとえば女友だちにランチに招待したいと誘われたときなどだ。神経の活動が活発になると、あなたの心の中に動機が生み出される。ひらたく言えば、彼女に誘いを受ける旨の電話をかけたくなるのだ。

ランチを食べるとき、**帯状皮質**と呼ばれるあなたの脳の一部（訳者注：指ぐらいの大きさで、大脳の両半球をつなぐ脳梁を取り巻く襟のような形をした領域）が、期待した報酬――友人との楽しみやおいしい食べ物――が得られているかどうかを追跡する。[*10] 期待通りだと、ドーパミンのレベルは高いまま安定する。ところが友人が険悪なムードで、あなたが落胆すると、帯状皮質はドーパミンのレベルを下げる信号を送る。ドーパミンのレベルが下がると、主観的には不快な情調――不満や不服――として経験され、レベルを回復してくれるものを求める（広い意味での）渇望を生み出す。

他のいくつかの神経修飾物質をベースとするもう一つの神経系は、実際に期待された人生の「飴」によって生じる快い情調の生化学的な源である。これらの「快楽の化学物質」――自然のオピオイド（エンドルフィンを含む）、オキシトシン、ノルエピネフリン――がシナプスにどっと押し寄せると、活発な神経回路を強化し、将来、ともに発火しやすくする。

幼児が一さじのプディングを食べようとしているところを想像してもらいたい。何度も失敗した後、幼児の知覚運動ニューロンがついにうまくやってのけ、快感の化学物質の波を生み出す。それが、さじを口の中に滑りこませる特定の動きを生み出すシナプス結合を固定させる助けになる。

基本的にこの快楽システムは、報酬の引き金になったものは何でも際立たせ、それらの報酬を再び追いかけるようあなたに促す。そして報酬を上手に得るための行動を強化する。それはドーパミンをベースとする神経系と共同で働く。たとえば渇きを癒すのが気持ちいいのは、低レベルのドーパミンによって生み出される不満が去ると同時に、暑い日に冷たい水によって生み出される快楽の化学物質が喜びをもたらしてくれるからだ。

近づけば苦しむこともある

以上の二つの神経系は生きていくのに欠かせない。加えて、あなたは遺伝とは関係のない肯定的な目的でそれらを使うことができる。たとえば、「バイタリティに満ちた感覚」という報酬に集中することによって、健康に良いこと（運動など）をしつづける動機を高めることができる。

だが、楽しいことに手をのばすことがあなたを苦しめることもありうる。

•強く望むこと自体が不快な体験になりうる。穏かな憧れでさえ微妙な不快感をともなうことがある。

•欲しい物が手に入らないと、いらだち、失望、落胆を感じるのが自然である。無力感や絶望を感じることさえある。

•願望を満たしても、報酬がさほど大きくないことがしばしばある。あなたの経験を仔細に観察してもらいたい。クッキーのおいしさはすぐに消え失せないだろうか？　仕事を評価されたことによる満足はそんなに強烈だっただろうか？　あるいは、そんなに長く続いただろうか？

•実際に報酬がかなり大きい場合でも、その多くは依然として高くつく。ボリュームたっぷりのデザートがその良い例だ。認められることや議論に勝つこと、他人を特定の方法で行動させることの報酬も考えてもらいたい。実際のところコストと利益の比率はどうだろう？

•たとえ欲しいものを手に入れ、それが本当に素晴らしく、それほど高くつかない場合でも、楽しい経験は長くつづかず、そのうちに必ず終わりを迎えるのが世のならわしである。あなたは必ず楽しんでいるものから引き離される。そしていつか分離は永遠のものとなる。友達は去っていくし、子どもたちは家から出て行く。いつかは退職を迎えるときが来るし、最終的にあなたは最後の息を引き取る。はじまったものはすべて終わらなければならない。寄って来るものはすべて散っていかなければならない。このように経験は完全な満足をもたらすことはありえない。真の幸福という観点からすれば、それらは実に頼りない基盤である。

タイの瞑想家、アチャン・チャーの比喩を借りれば、不快なことに動揺するのが蛇に噛まれるようなものだとすれば、楽しいものを摑もうとするのは、蛇の尻尾を摑むようなものである。遅かれ早かれ蛇はあなたに噛みつくだろう。

「鞭」は「飴」よりも強い

これまで、「鞭」と「飴」を同等であるかのように論じてきた。しかし実際には、「鞭」の方が強力なのが普通である。というのも、あなたの脳は近づくためではなく避けるために作られているからだ。概して生存にもっとも強い影響力を及ぼしてきたのは、プラスの経験ではなく、マイナスの経験であるのはそのためだ。

たとえば七〇〇〇万年前、世界中に恐竜が生息していたころ、哺乳類の祖先たちが恐竜を避けようとしていたところを想像してもらいたい。哺乳類たちは絶えず警戒し、ちょっとした茂みの音にも気を配り、状況に応じて、息を潜めるか、逃げるか、攻撃するかの準備をしていた。たとえ「飴」――食べ物を手に入れたり、つがうチャンス――を逃したとしても、普通は後にまた獲得する機会がめぐってきただろう。しかし捕食動物のような「鞭」をかわすことに失敗すれば、おそらく殺されただろう。生き残って遺伝子を後世に伝えてきた哺乳動物は、命を脅かす経験に多くの注意を払ってきたのだ。

あなたの脳が「鞭」をかわしつづける六つの方法を探ってみよう。

▼不寝番と不安

あなたが起きていて、とくに何もしていないとき、あなたの脳の基礎的な休息状態は「標準のネットワーク」を起動する。その働きの一つは、環境や身体を探知し、脅威がないかどうかを調べることのようだ。[*11] この基本的な自覚の背景にはしばしば不安がともない、あなたを警戒させつづける。警戒心や不安、緊張をまったく抱かずに、初めて訪れた町を歩こうとしてもらいたい。非常にむずかしいだろう。それもそのはず、わたしたちの哺乳類、霊長類、人間の祖先は、捕食者であると同時に餌食でもあったからだ。[*12] 加えて、大抵の霊長類の社会集団は雄だけではなく雌の攻撃性にも脅かされていた。[*13] 数万年前の狩猟採集民の群れでは、男性の死の最たる原因は暴力だった。[*13]

人間はそれなりの理由があって不安になった。恐れることがたくさんあったのだ。

▼ネガティブな情報に対する感受性

脳は普通、実用的な情報よりも脅威や危険と結びついたネガティブな情報を素早く見つける。たとえば顔の表情は、わたしたちのような社会的動物にとって、脅威や（食べ物の確保や子孫繁栄の）チャンスを示す主要な信号である。恐怖に満ちた顔は幸せな顔や表情のない顔よりも素早く知覚される。おそらく扁桃体によって早急に探知されるのだろう。[*14] 事実、研究者が見た目にはわからない程度に恐れている顔をしても、扁桃体はそれを見つける。[*15] 脳は悪いニュースに引き寄せられるのだ。

▼優位性の高い保管

ある出来事が危険だというらく印を押されると、それが将来の参照のために注意深く保管されるのを海馬が確かめる。一度火傷をすると、二度目は飛びのくのだ。あなたの脳はネガティブな経験にとってはベルクロ（マジックテープ）のように働き、ありきたりの経験にとってはテフロン（訳者注：フッソ樹脂の一種で、防水コーティング加工に用いる。くっつかないのが特徴）のように働く。あなたの経験の大半はおそらく日常的なもので、それほどネガティブなものではないだろう。

▼マイナスはプラスに勝る

マイナスの出来事は普通、プラスの出来事よりも強い影響力をもっている。たとえば数回の失敗で無力感を植え付けられるのは簡単だが、何度成功しても、それらの感情を払拭するのはむずかしい。[*16] 人々は何かを得ることより喪失を避けるためにジタバタする。[*17] 事故の犠牲者は宝くじの当選者に比べると、本来の幸福な状態に戻るのに時間がかかるのが普通である。[*18] ある人物についての悪い情報は良い情報よりも重く受け止められる。[*19] 人間関係においては、たった一度の否定的な経験の影響を払拭するために、辛抱強いアプローチが必要となるのが普通である。[*20]

▼なかなか消えない痕跡

たとえあなたがネガティブな経験から学ばなかったとしても、あなたの脳に消えることのない痕跡を残す。[*21] それはあなたが同じような腹立たしい出来事に遭遇したときに再び活発になる準備をしている。

▼悪循環

ネガティブな経験は、あなたを悲観的にさせたり、過剰反応させたり、否定的にさせたりすることで悪循環を生み出す。

避けることは苦しみを含んでいる

おわかりのように、あなたの脳には、あなたを逃げごしにさせる「ネガティブな先入観」が組み込まれている。[*22] この先入観はさまざまな仕方であなたを苦しめる。まずそれは不快な漠然とした不安を生み出す。一部の人にとってこれは極めて煩わしいものになりうる。不安はまた内面に注意を向けるのをむずかしくする。脳が何の問題もないことを確認することに忙殺されるからだ。ネガティブな先入観は、怒り、悲しみ、罪悪感、羞恥心といった不快な感情を育み強化する。それは過去の喪失や失敗に焦点を当て、現在の能力を見くびり、将来の障害を誇張する。その結果、心は絶えず当人の性格、行動、可能性に関し、不公平な評価を下そうとする。それらの判断の重みは実際にあなたを消耗させる危険がある。

シミュレーターの中で

仏教では、苦しみは三毒（貪欲＝むさぼり求める心、仏教用語で貪《とん》。憎悪＝怒りの心、仏教用語で瞋《じん》。妄想＝無知の心、仏教用語で癡《ち》）を通して表現される渇望の結果だと言われる。貪欲（貪）が「飴」を追い掛け回すのに対し、憎悪（瞋）は「鞭」を嫌う。

両者ともより多くの快楽を求め、苦痛を避ける。妄想（癡）とは物事のあり方に無知であることを意味する。たとえば物事がどのようにつながり、変わっていくかを見ようとしないのだ。

仮想現実

ときにこれらの毒は表に出てくることもあるが、大体は意識の背景で働き、静かに発火し、つながりあう。内的世界と外界の両方を表現するあなたの脳の並外れた能力を使ってそれをするのだ。たとえば、左右の視覚野には盲点があるが、外の世界を見るときに、その部分に穴が開いているように見えるかというとそうではない。むしろあなたの脳は、フラッシュの方を見る人間の赤くなった眼を修正する写真ソフトのように、それらの穴を満たす。

実際のところ、「外部」にあなたが見るものの大半は、脳によって「内部」で製造され、映画の中のコンピューターグラフィックスのように描かれる。外界から直接入ってくるのは、後頭葉への入力のほんの一部でしかない。残りは内部の記憶の蓄積層や知覚処理のモデュールからやってくる。[*23] あなたの脳が世界をシミュレーションするのだ。わたしたちは本物に極めて近い仮想現実の中に生きているのだ。

シミュレーター（その神経の基質はあなたの前頭前野皮質の上部の真ん中に位置してい

るようだ）の内部では、短編映画が絶えず上映されている。[*24] これらの短編映画が大半の意識的な精神活動の基本的構成要素となる。[*25] わたしたちの祖先にとって、過去の出来事をシミュレーションすることは生存を支える役目を果たした。神経の発火パターンを反復することによって、成功した行動を学習することを強化したからだ。未来の出来事をシミュレーションすることも生存に貢献した。さまざまな結果を比較して、最良のアプローチを取ることに備えさせてくれたからだ。過去三〇〇万年の間に、脳は三倍に膨れ上がった。その大半がシミュレーターの能力を改善し、生きていくことを容易にした。

シミュレーションはあなたを苦しめる

今日、脳はシミュレーションを生み出しつづけている。生きていくことと関係のないときでもそうだ。自分自身の白昼夢を見つめてもらいたい。あるいは、人間関係の問題を振り返ってみてもらいたい。短編映画——ほんの数秒のシミュレーションされた経験の束——が上演されているのが見えるだろう。それらを注意深く観察していれば、いくつか困ったことがあることに気づくだろう。

- シミュレーターはその性質上、あなたを現在の瞬間から引っ張り出す。仕事でプレゼンテーションをする。お使いをする。瞑想する。そのようなことをしていたあなたの心は、突然、短編映画に捉えられ、遠くへと連れ去られる。しかし、わたしたちが真の幸福、愛、知恵を見出すのは、現在の瞬間においてだけである。

• あなたがカップケーキのお代わりについて考えていようが、仕事場での報告に対する反応について想像していようが、シミュレーターの内部では、普通、快楽がかなり大きいようだ。しかし、実際の人生で短編映画を再現する時、実際にあなたはどう感じるだろう？ それはスクリーン上で約束されているほど楽しいだろうか？ 普通はそうではない。実際にはほとんどの日々の報酬は、シミュレーターの内部で作り上げられたものほど強烈ではない。

• シミュレーター内の短編映画は多くの信念を含んでいる。「もちろんわたしがYと言えば、彼はXと言うだろう。……かれらがわたしを失望させるのは明らかだ」。時にこれらは明確に言語化されるが、大抵は暗黙のうちにプロットラインに組み込まれる。シミュレーション内の明確な信念や暗黙の信念は本当の真実だろうか？ 真実であることもあるが、ほとんどはそうではない。短編映画は単純すぎる過去の見方によって、また大きな夢の実現につながる未来の可能性を締め出すことによって、わたしたちを立ち往生させつづける。それらの信念は目に見えない籠の止まり木であり、あなたを実際に実現できる人生よりも小さな人生に閉じ込める。あなたは大きな公園に放たれてはいるが、依然として柵からは出られない動物園の動物に似ている。

•シミュレーターの内部では、動揺を誘う過去の出来事が再三上映される。不幸にもそれが、出来事と苦しみの感情との神経のつながりを強化する。シミュレーターはまた、未来に起こるかもしれない脅威となる状況を予測する。しかし実際には、それらの心配な出来事の大半は起こらない。たとえ起こったとしても、あなたが味わう不快感は予測していたよりも穏やかで短いことが多い。たとえば自分の気持ちを正直に話したら、拒絶されるのではないだろうかという短編映画があなたのシミュレーターの中で流れたとしよう。でも、実際のところ、あなたの真心が相手に通じることだってあるのだ。

要するに、シミュレーターはあなたを現在の瞬間から連れ出し、さほど重要ではない「飴」を追いかけさせる。そして、より重要な報酬（満足や心の平安など）を無視させる。その短編映画は限られた信念に満ちている。それらは苦しい感情を強化する上に、現実にはあなたに向かって振り下ろされることのない「鞭」をかわさせつづける。シミュレーターは、それを毎時間、毎日、夢の中でさえ行い、着実に神経構造を作り上げていく。そのほとんどはあなたの苦しみを増加させる。

自分への思いやり

人は誰でも時々苦しむものである。しょっちゅう苦しんでいる人もいる。思いやりは苦しみに対する自然な反応だ。自分への思いやりは自己憐憫ではない。他者への思いやりと同様、やさしい善意を示しているにすぎない。自分への思いやりは自尊心よりも感情的な要素が強いので、困難な状況の衝撃をやわらげ、自分の価値を守り、回復力を育む力をもっている。*26 それはまたあなたの心を開かせる。なぜなら、自分自身の苦しみに心を閉ざしていては、他人の苦しみに心を開くのがむずかしいからだ。

覚醒の道そのものが、日々の苦しみに加え、同情を誘う困難な経験を含んでいる。より幸福で賢い愛情に溢れた人間になるためには、ときにあなたの神経系内の古い流れに逆らって泳がなければならない。

たとえば、仏教的な実践の三本柱はある意味で不自然である。徳はセレンゲティ（訳者注：タンザニアの国立公園。豊富な哺乳類の動物がいることで有名）でうまく働いた感情的反応を制限する。マインドフルネスは外への警戒心を弱めるし、知恵はかつてわたしたちが生き延びるのを助けたもろもろの信念をやり過ごす。覚醒の道は進化の流れに対抗して、苦しみの原因を取り除き、万物との一体性を感じ、変化する瞬間とともに流れ、楽しいことにも不愉快なことにも動じないことを目指す。だからと言って、何が何でも進化の流れに逆らうべきだということではない。自分が直面しているものを理解し、自分自身に思いやりをもつべきだと言っているにすぎない。

自分への思いやりを育み、その神経回路を強化するために、

• 自分を心から愛してくれている人と一緒だということを思い出そう。思いやられているという感情は、あなたの脳の深い愛着のシステムの回路を活性化させ、他人を思いやることに備えさせてくれる。
• 子どもや愛している人などあなたが自然に思いやりを感じる人を思い出そう。このやさしい思いやりの流れは（オキシトシン、身体の内的状態を感知する島、前頭前野皮質を含む）神経基盤を目覚めさせ、自分を思いやることに備えて、「ウォーミング・アップ」させる。
• 愛している人を思いやるのと同じ思いやりを自分自身にも広げよう。自分自身の苦しみを自覚し、自分をやさしくいたわってもらいたい。思いやりが万物に降り注ぐやさしい雨のように、あなたの内部に染み込んでいくのを感じてもらいたい。ある種の身体所作は感情を強める性質があるので、[*27] 傷ついた子どもを撫でてやるときの優しさとぬくもりをもって、自分の掌を頬や心臓に当ててもらいたい。そのとき心の中で、「また、幸せになれますように。この瞬間の痛みが通り過ぎますように」

と唱えよう。
• 脳の奥深くで、思いやりを受け取っているという感覚に心を開いてもらいたい。心地よい感覚の実際の源はさほど重要ではない。思いやりがあなたからくるにせよ、他人からくるにせよ、やさしく思いやられているという感覚をしっかりと受け止めよう。

第2章　まとめ

▼わたしたちが遺伝子を受け渡すのを助けるために、三つの基本的な戦略が進化してきた。分離を生み出す、システムを安定させる、脅威を避けながら、食べ物を確保し、子孫を繁栄させるチャンスに近づくという三つの戦略だ。
▼これらの戦略は生存していく上で極めて効果的だが、わたしたちを苦しめもする。
▼分離を維持しようとする努力は、あなたが実際に世界とつながり、世界に依存している無数の方法と衝突する。そのためあなたは孤独や疎外感や圧倒される感覚を敏感に感じることがある。あるいは、世界と戦っていると感じることもある。
▼体内のシステムや心や人間関係が不安定になると、脳は不快な脅威の信号を生み出す。

すべては変化しつづけているので、これらの信号も途絶えることはない。

▼脳は快、不快、どちらでもないといった情調によって、あなたの経験を彩る。それゆえあなたは楽しいものに近づき、不快なものを避け、どちらでもないものをやり過ごす。

▼とりわけわたしたちは、不快な経験に多大な注意を払うよう進化してきた。このネガティブな先入観は、良いニュースを見逃し、悪いニュースを引き立てて不安や悲観主義を生み出す。

▼脳は経験をシミュレートする素晴らしい能力をもっているが、それには代償がつきまとう。脳というシミュレーターは、あなたを瞬間から連れ出し、それほど素晴らしくもない快楽を追いかけさせる。そして誇張された、あるいは現実ではない痛みに抵抗させる。

▼自分自身への思いやりは苦悩をやわらげる働きをする。

第3章 最初の矢と二番目の矢

究極的に幸せかどうかは、精神的苦悩を自覚することの不快感と、それらによって支配されることの不快感のいずれを選択するかにかかっている。

ヨンゲ・ミンギュル・リンポチェ(チベット僧)

一部の身体的不快感は避けられない。熱いストーブから手を引っ込めさせる痛みのように、それは命を守るために行動を起こすよう促す重要な信号である。一部の精神的不快感もまた避けられない。たとえば、わたしたちは進化の途上で、同じ部族の子どもたちや他の成員たちに愛情を注ぐことが、自分たちの遺伝子を存続させることにつながることを理解した。だから、愛する人たちが脅かされると苦痛を感じ、傷つけられると悲しみを感じるのも理解できる。わたしたちはまた部族の中の自分の立場や、他人の心の中で自分がどう思われているかを大いに気にするよう進化を遂げた。したがって、拒絶されたり叱られたりしたときに傷つくのは正常なことである。

ブッダの表現を借りれば、避けられない身体的不快感や精神的不快感は、あなたという存在に投じられる「最初の矢」である。あなたが生きて愛する限り、それらの矢が飛んでくるのを避けられない。

あなた自身が投げる矢

最初の矢は確かに不快である。だが、わたしたちはそれらに反応する。それらの反応が「第二の矢」――わたしたち自身が投げる矢――だ。わたしたちの苦悩のほとんどは第二の矢によってもたらされる。

たとえば夜間、暗い部屋の中を歩いていて、つま先を椅子にぶつけたとしよう。最初の痛みの矢の直後に、二番目の怒りの矢が飛んでくる。

「このいまいましい椅子を動かしたのは誰だ！」

さらに、心配してもらいたいのに、愛する人に無視されるかもしれない。あなたは不意打ちをくらって痛み（最初の矢）を感じることに加え、子どものときから無視されてきた結果として、必要とされていないと感じる（第二の矢）かもしれない。

第二の矢は関連する神経回路を刺激することによって、さらなる矢の引き金になることがある。あなたは、誰かが椅子を動かしたと思い、怒ったことに罪悪感を覚えるかもしれない。もしくは、愛する誰かに傷つけられたと感じ、悲しみを覚えるかもしれない。人間関係においては、第二の矢は悪循環を生み出す。あなたの第二の矢の反応は他者からの反応を誘発し、それがさらなる矢をあなたに放たせる。
驚くべきことは、わたしたちの第二の矢の反応のほとんどが、最初の矢がどこにも見当たらないにもかかわらず起こることだ。わたしたちの反応する状況に何の痛みも存在しないのに、第二の矢が放たれるのだ。わたしたちはそうやって苦しみを付け加える。

たとえば、仕事から帰宅すると、時々、家中に子どもたちの持ち物が散乱していることがある。ソファーの上のコートや靴、あるいはカウンターの上に散らばっている持ち物は第一の矢にあたるのだろうか？　いや、あたらない。誰もわたしの頭の上にレンガを落とさなかったし、子どもたちを傷つけなかった。わたしはうろたえる必要はない。散乱している物を黙って拾い上げ、そのことについて子どもたちと話し合えばいいのだ。ときにはそのように処理している。そうでない場合には、三毒が先に塗られた第二の矢が飛んできはじめる。貪欲は物事がこうあってほしいということに関して、わたしを厳格にさせる。憎悪はわたしを狼狽させ、怒らせる。妄想はわたしを欺いて、その状況を自分に向けた嫌がらせとして受け止めさせる。

一番悲しいのは、いくつかの第二の矢の反応が、実際にはなんでもない状況に向けられることである。誰かがあなたにお世辞を言ったとすれば、それは簡単に受け流してもよい状況である。だが、あなたは多少いら立って、また多少恥ずかしく思いながら、こう考えるかもしれない。「いや、わたしはそれほど良い人間じゃない。わたしがごまかしていることを多分彼らは見出すだろう」。そのときから無用な第二の矢の苦悩がはじまる。

熱くなる

苦しみは抽象的でも観念的でもない。具体的なものだ。あなたは身体で苦しみを感じる。苦しみは身体のメカニズムを通して進行する。苦しみの身体的な仕組みを理解すれば、それを誰かのせいにする必要性にかられなくなるだろう。苦しみは確かに不快だが、動揺する必要はない。動揺すればさらなる矢をもたらすだけである。

苦しみは交感神経系（SNS）や視床下部―下垂体―副腎皮質系（HPA）を通して体内を流れる。この略語の行列を解読し、すべてがどのように働くかを見てみよう。SNSとHPAは解剖学的に別個のものであるが、密接に絡み合っているので、統合されたシステムとして一緒に論じるのがベストである。ここでは「飴」を手に入れることではなく、「鞭」（たとえば恐怖や怒りなど）を嫌うことによって支配される反応に焦点を当ててみよう。なぜなら嫌う反応は脳のネガティブな偏見のせいでより大きな影響力をもっているのが普通だからだ。

警報が鳴る

突然何かが起こる。車が割り込んで来ることかもしれないし、同僚からの嫌がらせかもしれない。あるいは、ただの心配ということもあるだろう。社会的な状況や感情の状態は身体的な状態と同じように、大きな打撃になりうる。というのも心理的な痛みは、身体的な痛みと同じ神経回路を使って伝播されるからだ。[*1] 拒絶されたとき、根管治療（歯の根の治療）と同じようなひどい痛みを感じることがあるのはそのためだ。来週、人前で話をするといっためんどうな出来事を心配するだけでも、実際に話をしているときと同じような影響力をもちうる。脅威の源がなんであれ、扁桃体は警鐘を鳴らし、いくつかの反応を起こさせる。

- 頭の真ん中に位置する中継局である視床が脳幹に「目覚まし」信号を送り、脳幹が刺激性のノルエピネフリンを脳内に放出する。
- 交感神経系（SNS）が体内の主要な器官や筋肉群に信号を送り、闘うか逃げるかに備えさせる。
- 内分泌系の主要な調整器である視床下部が脳下垂体を促して、副腎に「ストレス・ホルモン」であるエピネフリンやコルチゾールを放出するよう信号を送らせる。

行動に備える

最初の警報から一、二秒以内に、あなたの脳は非常態勢に入り、ＳＮＳがクリスマスツリーのように点滅する。そして、ストレス・ホルモンが血液中に送り出される。換言すれば、あなたはいささかうろたえる。あなたの体内で何が起こっているのだろう？

エピネフリンはあなたの心拍数を高め（そのため心臓はより多くの血液を送り出すことができる）、瞳孔を散大させる（あなたの目はより多くの光を集める）。ノルエピネフリンは血液を大きな筋肉群へと向かわせる。その間、気管支が広がって呼吸を容易にし、より強く打ったり、より早く走ったりすることを可能にする。

コルチゾールは免疫系を抑制し、傷口の炎症を鎮める。また、二つの循環する方法でストレス反応を活発にさせる。まず脳幹に扁桃体をさらに刺激させる。これはＳＮＳ／ＨＰＡ系の扁桃体を活性化させ、さらに多くのコルチゾールを生み出させる。次にコルチゾールは扁桃体の働きを抑える海馬の活動を抑制する。それが扁桃体のブレーキを外させ、さらに多くのコルチゾールの生産に導く。

生殖は脇に置かれる。逃げ場を求めて走っているときに、セックスをしている暇はない。消化にも同じことが言える。唾液の分泌が減り、腸の蠕動運動が遅くなる。すると口が渇き、便秘になる。

感情は高まり、行動に向けて脳全体を稼働させる。SNS／HPA系の興奮は、ネガティブな情報に焦点を当て、強烈に反応するよう結線された扁桃体を刺激する。その結果、緊張が高まりあなたを恐れや怒りに備えさせる。

大脳辺縁系や内分泌系が活発になると、前頭前野皮質の制御力が衰える。それは歯止めがきかない加速装置を装備した車に乗っているようなものである。ドライバーは車をうまく制御できない。さらに、前頭前野皮質はSNS／HPA系の興奮によっても影響され、物事を否定的にとらえるようになる。今や、猛スピードで疾走する車のドライバーは他のみんなが愚か者であると考える。たとえば、動揺しているときの状況の捉え方と後に落ち着きを取り戻してからその状況について考えることとの違いを想像してもらいたい。

わたしたちが進化してきた厳しい物理的、社会的な環境の中では、このような複数の身体システムの活性化は、祖先が生き延びる上で助けになった。しかし、慢性的に低レベルのストレスがかかる現代生活においては、その代償は決して安くはない。

脳の主要な部分

脳の各部分はさまざまな機能を果たす。本書に関係のある脳の部分とその機能を以下に列挙しておこう。

- **前頭前野皮質**（PFC）＝目標を設定し、計画を練り、行動を指揮する。大脳辺縁系を導き、ときに抑制することによって、感情を形作る。
- **前帯状皮質**（ACC）[*2]＝注意を安定化させ、計画をモニターする。思考と感情を統合するのを助ける。「帯状」とは曲がった神経線維の束を指す。
- **島**《とう》＝直観を含め、身体の内的状態を感知する。共感するのを助ける。頭の両側の側頭葉の内部にある。（図6には側頭葉と島は示されていない）
- **視床**＝感覚情報の主要な中継局。
- **脳幹**＝セロトニンやドーパミンのような神経修飾物質を脳の他の部分に送る。
- **脳梁**＝脳の二つの半球の間で情報を行き来させる。
- **小脳**＝動きを制御する。
- **大脳辺縁系**＝感情と動機の中枢。大脳基底核、海馬、扁桃体、視床下部を含む。脳下垂体も含むと考えられている。ときに皮質の一部（帯状皮質や島など）も含む。だが、わたしたちは単純化して、皮質下の構造という観点からそれを解剖学

図6　脳の重要なパーツ

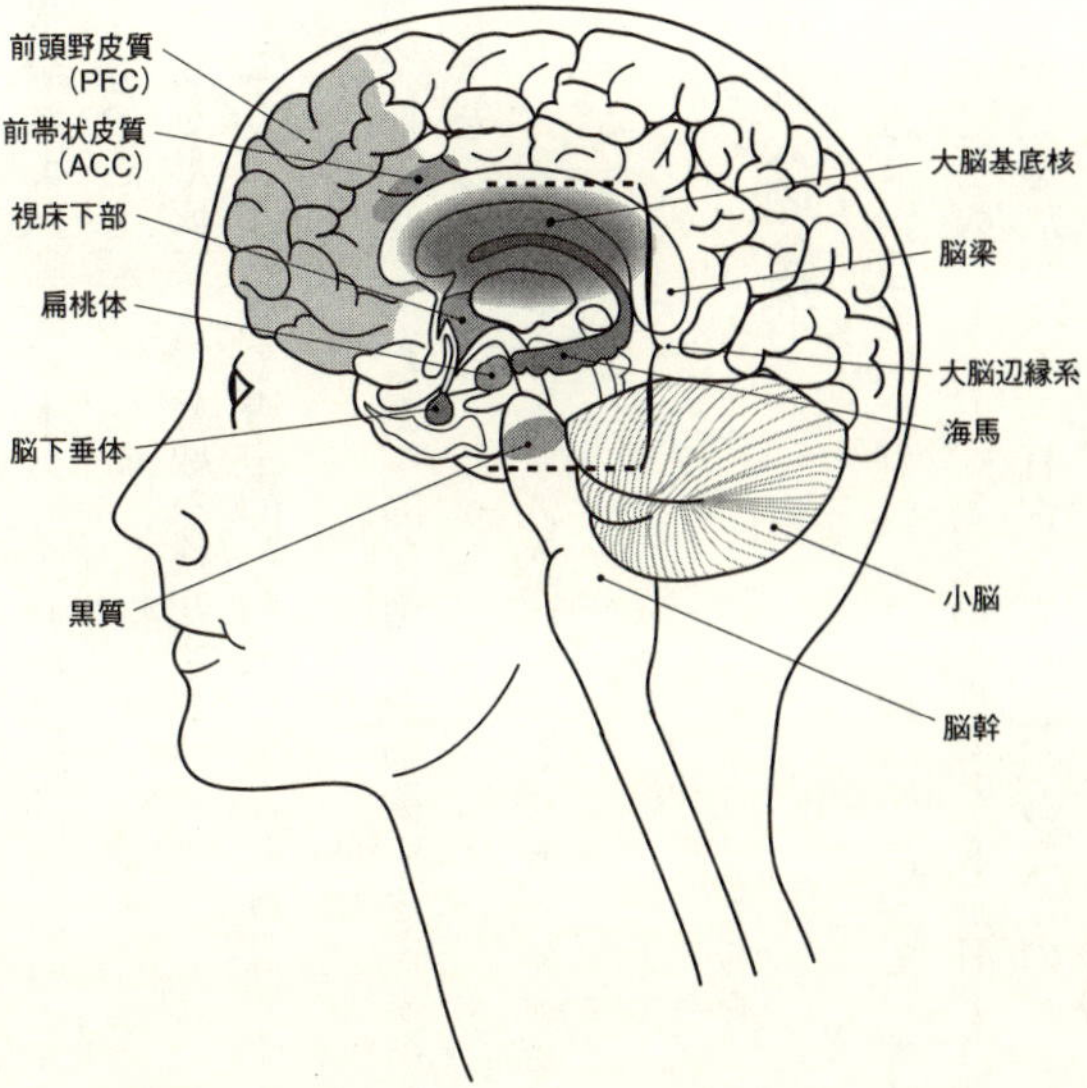

的に定義する。大脳辺縁系の他にも脳の多くの部分が感情に関わっている。

- **大脳基底核**＝報酬および刺激を求めることや運動に関わっている。「基底核」とは組織のかたまりのこと。
- **海馬**＝新しい記憶を形成する。脅威を検知する。
- **扁桃体**＝感情のこもった刺激や否定的な刺激にとりわけ反応する一種の「警報ベル」[*3]。
- **視床下部**＝空腹や性欲といった基本的な衝動を制御する。オキシトシンを作る。脳下垂体を活性化させる。
- **脳下垂体**＝エンドルフィンを作る。ストレス・ホルモンを誘発する。オキシトシンを蓄え、放出する。

刺激が絶えない現代人の生活

情熱的になる、熱狂する、緊急事態に対処する、理由があって無理強いするといったことは人生によくあることだ。しかし、第二の矢はSNS／HPA系を興奮させる悪い原因である。第二の矢を放つことが日常化すると、あなたのストレス・メーターは危険なレベルにまで押し上げられる可能性がある。それでなくてもわたしたちはS

NS／HPA系が絶え間なく刺激されるストレス社会に暮らしている。不幸なことに、進化の道筋に照らしてみると、これはまったく不自然なことである。

以上のさまざまな理由から、ほとんどの人のSNS／HPA系は慢性的な興奮状態にある。たとえあなたのポットが沸騰していなくても、第二の矢のおかげでぐつぐつ煮立っているのはきわめて不健康である。それは短期の危機に反応することに追われて、強固な免疫系を構築するとか機嫌を保つといった長期のプロジェクトをおろそかにさせる。その結果、さまざまな災いをもたらす。

身体への影響

ほとんどの人たちが四〇歳そこそこで死んだ過去においては、SNS／HPA系を活性化することによって得られる短期的利益が、長期的に見た場合のリスクに勝っていた。しかし、大幅に寿命が延びた今日の人々にとって、過熱した人生によって蓄積されるダメージは、無視できない関心事である。たとえば、SNS／HPA系の慢性的刺激はシステム障害を引き起こし、次に掲げるような健康問題のリスクを高める。[*4]

- 胃腸――潰瘍、大腸炎、過敏性大腸症候群、下痢、便秘。
- 免疫――ひんぱんに風邪や流感にかかる。傷が治るのが遅い。感染症にかかりやすい。
・心臓血管——動脈硬化、心臓発作。
・内分泌——タイプⅡ糖尿病、月経前症候群、勃起障害、性欲減退。

精神的な影響

第二の矢は身体への影響に加え、精神の健全さにも大きな影響を及ぼすのが普通である。第二の矢があなたの脳の中でどのように働き、不安や沈んだ気分を生み出すのか見てみよう。

▼不安

繰り返されるSNS／HPA系の活性化は明らかな脅威に対して扁桃体を反応しやすくさせる。それがSNS／HPA系の活動をより活発にし、さらに扁桃体を敏感にさせる。こうした身体的プロセスによって、あっという間に状態不安（特定の状況に基づく不安）が引き起こされる。それだけではない。扁桃体は暗黙の記憶（意識下に存在する過去の経験の痕跡）の形成を促す。敏感になった扁桃体はそうした痕跡を怖れてますます隠すようになる。その結果、不安は昂じて特性不安（状況に関わらない不安）になる。

その間、ひんぱんに繰り返されるSNS／HPA系の活性化は、明白な記憶——実際に起こったことの明確な記録——を形成するのに欠かせない海馬を疲弊《ひへい》させる。コルチゾールとそれに関連する副腎皮質ホルモンは両方とも、海馬の中の既存のシナプス結合を弱め、新たな結合が形成されるのを抑制する。海馬は実際に新しいニューロンを生み出すことができる、脳内の数少ない領域の一つだが、副腎皮質ホルモンが海馬におけるニューロンの生産を妨げるため、新たな記憶を生み出す能力はいちじるしく引き下げられる。

海馬が危険にさらされているのに、敏感すぎるのは、扁桃体にとって都合の悪い組み合わせである。そのため、痛ましい経験は明白な記憶の中に正確には記録されず、暗黙の記憶の中に歪曲されて記録される可能性がある。すると、「何かが起こったけど、何かははっきりしない。でも実際に動揺している」という感覚を覚える。トラウマの犠牲者たちが、自分の経験した嫌な出来事から引き離されているように感じながらも、かつて起こったことを無意識裡に思い出させるものすべてに敏感に反応することがあるのはそのためだ。それほど極端ではない場合でも、活性化した扁桃体と弱った海馬の組み合わせは、正確な理由もわからぬままに、ささいな動揺を引き起こすことがたびたびある。

▼うつの気分

ＳＮＳ／ＨＰＡ系の活性化が習慣になると、快活な気質は言うまでもなく、安定した気質の生化学的な基盤でさえ揺るがされるようになる。

・ノルエピネフリンは精神的に機敏でエネルギッシュに感じるのを助けるが、副腎皮質ホルモンはエネルギーを消耗させる。ノルエピネフリンが減少すると、集中力が衰え、活力がなくなったように感じる――無感動になったとさえ感じる。これらはうつ病の典型的な症状である。

・時がたつと、副腎皮質ホルモンはドーパミンの生産を引き下げる。これはかつて楽しかった活動から楽しみを奪ってしまう。これはうつ病かどうかを査定するもう一つの古典的な基準である。

・ストレスは、良い気分を維持するためのおそらくもっとも重要な神経伝達物質であるセロトニンを減少させる。セロトニンが減少すると、副腎皮質ホルモンによってすでに減少させられていたノルエピネフリンも減少する。つまり、セロトニンが減少すると、憂うつな気分に陥りやすくなり、世界への関心が薄れる。

暗黙のプロセス

もちろん、こうした生理的プロセスの経験は暗黙のものである。動揺したとき、人は生化学的な詳細について考えたりしない。しかし、心の片隅でそれらの全体像を把握していれば、第二の矢の特徴や原因を調べる助けになるだろう。

苦しみはあなたの脳や身体の中で明確な原因をもっているので、その原因を取り除けば、あなたは苦しむことが少なくなる。実際にそれらの原因を変えることができるのだ。では、実際にどのようにすればいいのかを見ていこう。

副交感神経系

これまで、貪欲や憎悪（とくに後者）によって力を与えられ、交感神経系によって生み出された反応が、どのようにしてあなたの脳や身体の隅々にまで伝わっていくかを検討してきた。だが、交感神経系（SNS）は、自律神経系（ANS）——呼吸、血液循環、消化といった生命維持に関わる臓器を調整する自律神経系——大体は意識下で働いている——の三つの翼の一つにすぎない。自律神経系の他の二つの翼は副交感神経系（PNS）と腸神経系（胃腸システムを制御する）である。あなたの苦しみで重要な役割を果たすPNSとSNSに焦点を当ててみよう。

副交感神経系（PNS）は身体にエネルギーを蓄え、目下取り組んでいる安定した活動に関与する。それはしばしば満足感をともなうリラクセーションの感覚を生み出す。「闘争／逃走」システムである交感神経系（ＳＮＳ）とは対照的に、「休息と消化」システムと呼ばれることがあるのはそのためだ。自律神経系のこれら二つの翼はシーソーのようにつながっている。片方が上がると、もう一方が下がるのだ。

副交感神経が活発に働いていれば、身体と脳と心は正常な休息状態にある。たとえ交感神経系が外科的に切り離されても、あなたは生き続ける（緊急時に機敏に動けないだろうが）。一方、副交感神経系が切り離された場合は、呼吸が止まりすぐに死ぬ。交感神経が活発になるのは、脅威やつがうチャンスに反応するときだ。熱を冷まし、落ち着かせるＰＮＳの影響力は、明確に考えることや、あなたや他人に害を及ぼすせっかちな行動を避けるのを助けてくれる。ＰＮＳはまた心を鎮め、瞑想的な洞察を支える安らかな気持ちを育む。

全体像

副交感神経系と交感神経系は潜在的に危険な環境の中で、人間を含む動物を生かしておくために、手に手を取って進化した。わたしたちは両方とも必要とする。

たとえば、いつもよりも深く息を吸って吐き、五度ほど呼吸してもらいたい。これは、身体にエネルギーを充電させると同時にリラックスさせ、やさしいリズムで、交感神経系と副交感神経系を交互に活性化させる。どのように感じるかに注意してもらいたい。生き生きとした感覚と中心をもっている感覚の組み合わせは、運動選手、ビジネスマン、アーティスト、恋人たち、瞑想家などに認められているピークパフォーマンスの精髄《エッセンス》である。それは交感神経系と副交感神経系、アクセルとブレーキが調和して働いている結果なのだ。幸福な愛や知恵は交感神経系を遮断することによって促進されない。自律神経系全体を最適のバランス状態に保つことによって促進されるのだ。

- 普段は主として副交感神経を働かせ、一定の安らぎと平和の中で暮らす。
- 活力や健全な情熱を掻き立てるために穏やかに交感神経系を亢進させる。
- 厳しい状況――たとえば、大きな仕事のチャンスや荒れたパーティーから脱け出したいから迎えを頼むというティーンエージャーの子どもからの夜中の電話など――に対処するために、一時的に交感神経を一気に昂ぶらせる。

以上が生産的で幸せな長い人生を送るための最高の処方箋である。もちろん、練習が必要だ。

実践の道

ことわざにあるように、痛みは避けられないが、苦しみは選択可能である。意識にどんなことが上ってこようが――最初の矢だろうと第二の矢だろうと――それ以上反応せずに、ただ現在にとどまっていることができれば、その時点であなたは苦しみの鎖を断ち切ることになる。時間をかけてトレーニングを積み、心と脳を構築すれば、意識に上ってくるものを変え、前向きな気持ちを育てることができる。そうすれば、心本来がもつ静寂や明晰さが養われるだろう。

「生じてくるものとともにある」、「それらを変容させようとする心の傾向に協調する」、「存在の基盤に避難する」以上三つのプロセスが覚醒の道の基本的な実践法である。それらは多くの点でそれぞれマインドフルネス、徳、知恵――と三つの基本的な神経の働きである学習、調整、選択――に対応する。

覚醒の道の途上でさまざまな問題を扱うとき、あなたは繰り返しこれらの成長段階に遭遇するだろう。

段階①――あなたは第二の矢の反応にとらえられ、そのことに気づきさえしない。あなたのパートナーが牛乳を買ってくることを忘れ、あなたは行きすぎだということに気づかずに怒って不平をこぼす。

段階②――あなたは貪欲ないし憎悪（もっとも広い意味で）によって自分が乗っ取られていたことに気づくが、自分を抑えられない。あなたは心の中でもがいているが、牛乳について辛らつな不平をこぼすことをやめられない。

段階③――不平をこぼしたくなるが、あなたはそれを口に出さない。あなたはいら立ちを覚えるが、パートナーが自分のためにすでに多くのことをやってくれていることを思い出し、愚図《ぐず》れば事態を悪化させるだけだと思う。

段階④――反応は浮かび上がってこない。ときにあなたは問題をもっていたことさえ忘れる。牛乳がないことを理解し、パートナーとどうするか穏やかな気持ちで考える。

教育学ではこれらは単純に、無意識の無能性、意識的な無能性、無意識の有能性、意識的な有能性として知られている。それらは自分が与えられた問題に対してどのような段階にあるかを知るのに役立つレッテルである。段階②はもっとも困難な段階だ。往々にしてわたしたちはそこから去りたいと願う。段階③や段階④を目指しつづけることが重要である。根気よくやりつづければ、必ずそこに到達するだろう！

古い構造を清算し、新しい構造を作るには、努力と時間を要する。これをわたしは些事の法則と呼ぶ。貪欲や憎悪や妄想のちょっとした瞬間は、あなたの心と脳に苦しみの残滓を残すが、修練の多くはこれらの三つの毒やそれらが引き起こす苦しみを幸福や愛や知恵に取って代わらせる。

わたしたちは広範な話題をカバーし、苦しみの進化的な起源や神経学的な原因についてたくさん見てきた。これからはいかにして苦しみを終わらせるかを見ていきたい。

第3章　まとめ

▼一部の身体的、精神的苦痛は避けられない。それらは人生の「第一の矢」である。

▼貪欲、憎悪、妄想という三つの毒――それぞれが中心に渇望をもっている――のうちの一つか二つをもって第一の矢に反応すると、わたしたちは自分自身や他人に第二の矢を投げはじめる。事実、わたしたちはしばしば第一の矢が見出されない場合でも第二の矢を投げる。最悪なのは、賛辞を受けるといった実際には良い状況に反応して、第二の矢を投げるときがあることだ。

▼苦しみは身体に深く浸透する。交感神経系（SNS）や視床下部―下垂体―副腎皮質系（HPA）を含む身体的反応は全身の中で雪だるま式に膨れ上がる苦悩を引き起こす。

▼大抵の人は慢性的に第二の矢を放たずにはいられない。それがかれらの心身の健康に無数の否定的な結果をもたらす。

▼「休息して消化する」副交感神経系（PNS）はSNS／HPA系の活動を鎮める。

▼幸せで長生きするための最高の処方箋は、普段は主として副交感神経を働かせながら、活力を高めるために交感神経を穏やかに活性化させ、たまに大きなチャンスや脅威の際に、交感神経系の活動を急激に活発にさせることだ。

▼何が生じようと、それとともにいて、それらを変容させる心の働きを助け、存在の基盤に避難するのが、覚醒の道の基本的な実践法である。これらの実践は多くの点で、それぞれマインドフルネス、徳、知恵に対応する。

▼覚醒の道を歩みつづけよう！ ちょっとした実践の積み重ねが徐々にあなたの満足感、親切心、洞察力を高めていくだろう。

パート2

幸福

第4章 良いものを取り入れる

わたしは思っていたより大きい人間だ。こんなにも良いものをもっていたとは知らなかった。

ウォルト・ホイットマン（詩人）『開かれた道の歌』

あなたの身体があなたの食べた物から作られるように、あなたの心はあなたがした経験によって形作られる。経験の流れは徐々にあなたの脳を彫り上げ、あなたの心を形作る。あなたの心を形作った経験の一部――たとえば、去年の夏にした恋の経験――は明晰に思い出すことができる。

だが、あなたの心を形作るほとんどの部分は無意識なままにとどまる。これは暗黙の記憶と呼ばれ、あなたの期待、人間関係のモデル、感情の傾向、全般的な見通しなどを含んでいる。暗黙の記憶はゆっくりと蓄積する実際の経験の残像を基に、あなたの心の内部の風景――自己イメージ――を彩っていく。

ある意味で、それらの残像は二つの山に分けることができる。あなたや他人を益するものと、害するものである。仏教の八正道《はっしょうどう》（訳者注：涅槃に至る修行の基本となる八種の徳）の一つである正精進によれば、有益な暗黙の記憶を保存し、増やす一方で、有害な記憶を除去し、減らさなければならない。

記憶のネガティブな偏見

しかし、問題がある。あなたの脳は不快な経験を優先的に操作し、記録し、蓄え、思い出し、反応する。つまり、快適な経験をはね返す一方で、ネガティブな経験を引き寄せる傾向があるのだ。その結果、快適な経験の数がネガティブな経験の数を上回ったとしても、ネガティブな暗黙の記憶の山がより早く高くなるのが普通である。そのため、自分のイメージが不相応に陰気で悲観的なものになる可能性がある。

確かに、ネガティブな経験は有益な面ももっている。喪失はハートを開かせ、後悔は道徳心を植えつける。不安はあなたをいろいろな脅威に対して警戒させ、怒りは、正すべき間違いを照らし出す。だが、あなたや他人に何の益ももたらさない感情的な痛みは、無駄な苦しみである。今日の痛みはより多くの明日の痛みを育む。たとえば、たった一度のうつの発症でさえ、脳の回路を作り替え、未来の発症を起こりやすくする。[*1]

治療法はネガティブな経験を抑制することではない。起こるときは起こるのだ。必要なのは良い経験を育てること。とくに、良い経験があなたの永遠の一部となるように取り入れることが大切である。

良い経験を内化する

良い経験を内化するプロセスは以下の三つのステップからなっている。

1．良好な事実を快適な経験に転換する。あなたの周囲では、良いことがしょっちゅう起こっている。だが、大抵、わたしたちはそれに気づかない。気づいたとしても、そう感じないことが多い。誰かがあなたにやさしくする。自分自身の中に賞賛すべき性質を見出す。花が咲く。むずかしいプロジェクトをやり終える。すべてはただ過ぎ去って行く。そうではなく、積極的にグッド・ニュースを探してもらいたい。とくに、日々のささいなこと、たとえば、子どもたちの顔、オレンジの匂い、楽しかった休暇の思い出、ちょっとした仕事での成功などに気をつけてもらいたい。あなたにとってプラスとなるどんな事実でもいいから、それらに集中してもらいたい。心を開き、感情をかきたてられるままに任せるのだ。それは晩餐会の席についているのに似ている。ただ見ていないで、味わうのだ！

2．おいしい経験をとことん味わおう！　五秒、一〇秒、いや二〇秒、それとともにとどまり、持続させよう。注意を他のことに素早く移してはならない。何かを意識の中に長く保っていればいるほど、またそれが感情的に刺激的であればあるほど、発火するニューロンも増え、連結も多くなる。その結果、記憶の痕跡も強くなる。

感情や身体感覚に集中しよう。それらは暗黙の記憶の精髄《エッセンス》だからだ。その経験を全身で感じ、できるだけ強烈なものにしてもらいたい。たとえば誰かに優しくされたら、心温まる感情が全身に染み込んでいくのに任せるのだ。

経験がもたらす報酬にとりわけ注意を払ってもらいたい。たとえば、愛する人にハグされたらどんなに気持ちいいかに注意を払うのだ。そうした報酬に集中すれば、ドーパミンの放出が増え、その経験に注意を払いつづけることが容易となり、暗黙の記憶の中での神経のつながりを強化する。あなたは報酬にしがみつくためにそれをしているのではない。そんなことをすれば、結局苦しむことになる。それらの経験を内化して内部に持ち歩き、外の世界でそれらを求める必要がないようにしているのだ。

あなたはまた経験を故意に凝縮して強化することもできる。たとえば、ある人間関係を堪能しようとしているなら、他人に愛されているという感情を呼び覚ましてもらいたい。そうすれば、「絆のホルモン」であるオキシトシンの分泌が刺激され、つながりの感覚を深める助けになるだろう。あるいは、困難なプロジェクトをやってのけた後に、克服しなければならなかった試練を思い出すことで、満足感を強めることもできるだろう。

3. Tシャツに入り込んでくる太陽の暖かさ、スポンジに染み込む水、心の中の宝石箱に入れられた宝石のように、楽しい経験があなたの心と身体に深く入り込んでくるのを想像してもらいたい。あるいは感じてもらいたい。身体をリラックスさせ、その経験が呼び覚ます感情、感覚、思考を吸収するのだ。

痛みを癒す

楽しい経験を上手に用いてネガティブな経験を緩和し、バランスを取ってもらいたい。同時に心の中に抱かれた二つの物事はお互いにつながりはじめる。支えてくれる人とつらい物事について語り合うのが癒しになりうる理由の一つはそこにある。相手との間で分かち合う慰めや激励や親密さによって、痛みの感情や記憶が薄らぐのだ。

記憶の仕組みを活用する

神経学的な観点から、記憶の仕組みを見てみよう。暗黙の記憶にせよ、明白な記憶にせよ、記憶が作られるとき、すべての細部ではなく、主だった特徴だけが蓄えられる。さもないと、あなたの脳は混雑しすぎて、新しいことを学ぶスペースをもてないだろう。たとえば、ある経験を思い出してもらいたい。最近の経験でもいい。あなたの記憶がいかに大まかなものかに注意してもらいたい。主な特徴は思い出せるだろうが、細部は思い出せないだろう。脳は記憶を取り戻すとき、ハードディスクに記録されているもの（書類、画像、音楽など）をそっくりそのまま呼び出すコンピューターのようにはいかない。脳は欠落している部分を埋め合わせる刺激的な能力を用いて、主要な特徴から暗黙の記憶や明白な記憶を組み立てる。これには作業が必要になるが、神経のより効率的な使用法でもある。こうすれば、完璧な記録を蓄える必要はない。あなたの記憶はとても素早く動くので、それぞれの記憶が再生されていることにあなたは気づかない。

この再構築のプロセスは、あなたに内的風景を変えるチャンスをあたえる。ある記憶が呼び起こされると、ニューロンとシナプスのかたまりが一時的なパターンを形成するが、そのとき、楽しい（あるいは不快な）感情を心に抱いていると、あなたの扁桃体と海馬は自動的にそれらの感情をその神経パターンに関連づける。[*2] そして、その記憶は、意識から離れると、**関連づけられた感情と一緒に**貯蔵庫に再び蓄えられる。

次回にその記憶が活性化されるとき、一緒に関連づけられた感情も引き出される傾向がある。このように、ある記憶が活発になるたびに、ネガティブな感情や思考を思い出していると、その記憶はますますネガティブな傾向を帯びるようになる。たとえば古い失敗を思い出すと同時に自分自身を非難していれば、その失敗がますますひどいことのように思えてくる。他方、暗黙ないし明白な記憶が蘇ったときに、心地良い感情や視点を思い出していれば、それらの健全な影響力が徐々に記憶の生地の中に織り込まれていく。

痛々しい限られた心の状態をふるいにかけ、快適な感情や見方を救い上げるたびに、あなたは少しずつ神経構造を作り上げていく。時がたてば、こうした肯定的素材の蓄積効果が、文字通りあなたの脳を変えていく。

生涯学習

・神経回路はあなたが生まれる前から形成されはじめる。あなたの脳は最後の息を引き取るまで学習し、変化しつづける。

・人間は地球上のどんな動物よりも長い子ども時代をもっている。子どもたちは自然の中では大変傷つきやすいので、脳に長期の発達期間をあたえることに、進化上の利点があったに違いない。もちろん学習は幼年期以降もつづく。わたしたちは年を取るまでずっと新しいスキルや知識を獲得しつづける。(わたしの父は九〇歳を過ぎてから、ブリッジ〈トランプの遊び〉の巧みな戦術に関する記事を書き、わたしをあっと言わせた。同様な例はたくさんある)

・脳の学習能力つまり自らを変える能力は神経可塑性と呼ばれる。何年もかかって神経構造に小さな変更が付け加えられていくというのが普通である。だが、たまに劇的な変更が加えられることもある。たとえば盲目の人の場合、視覚処理のために設計された後頭部の一部が聴覚の機能のために再構成されることがある。[*3]

• 精神的活動はさまざまな方法で神経構造を形作る。

• とりわけ活発なニューロンは入力に対してより活発に反応するようになる。

• 忙しい神経回路には、より多くの血液が流れこむ。それがより多くのグルコースと酸素をそれらの神経回路に供給する。

• ニューロンは数ミリセカンド以内にともに発火すると、既存のシナプスを強化し、新しいシナプスを形成する。それがニューロン同士が「結線する」方法である。[*4]

• 不活発なシナプスはニューロンを剪定することを通して衰える。これは使うか失うかという一種の適者生存である。幼児は大人のおよそ三倍ものシナプスをもっている。成人になっていく途上で、思春期の子どもたちは前頭前野皮質で毎秒一万ものシナプスを失うことがある。[*5]

• 新しいニューロンは海馬の中で成長する。この神経発生は記憶のネットワークを新たな学習に向かって開かせる。[*6]

• 感情の高まりは神経の興奮を高め、シナプスの変化を強化することで学習を促す。[*7]

あなたの経験は一時的な主観的影響を超えた重要性をもっている。あなたの脳の物理的組織に永続的な変化を生み出し、あなたの健康、機能、人間関係に影響を及ぼすからだ。それが自分自身に親切にし、健全な経験を養い、それらを取り入れることの重要性を示す科学的根拠なのだ。

雑草を引き抜き、花を植える

ネガティブな暗黙の記憶をポジティブな記憶に徐々に取って代わらせるには、ネガティブな記憶を背景に押しやる一方で、あなたの経験のプラスの側面を意識の前面に引き出す必要がある。あなたのためになる意識の内容が古傷の中に浸透し、傷ついた箇所を温かい黄金の軟膏のように鎮め、傷口を埋め、ネガティブな感情や信念をゆっくりと肯定的な感情に取って代わらせるところを想像してもらいたい。

あなたが取り組んでいるネガティブな素材は、大人になってからの経験に由来するものかもしれない。だが、子ども時代の明白な記憶や暗黙の記憶に取り組む必要があることもしばしばある。というのも、それらはあなたを動揺させつづけている物事の根本的原因であるのが普通だからだ。人々は時々、過去の物事に影響されつづけているということで、自分自身に怒りを感じることがある。だが、脳がとくにネガティブな経験を通して変わるよう設計されていることを思い出してもらいたい。わたしたちは自分自身の体験から、とくに、子どものときにした経験から学ぶ。そうした学習はしっかりと身につきやすいのだ。

幼い頃わたしは前庭に生えていたタンポポを雑草として引き抜いたものだ。だが、根を完全に引っこ抜かないうちは、また生えてくるのが常だった。動揺もそれに似ている。根本的な原因を取り除かないうちは完全にはなくならないのだ。だから、あなたの心のもっとも若くて傷つきやすい、感情に溢れた層に降りていき、あなたを悩ませているものの根っこにあるものを感じ取ってもらいたい。少し訓練をして理解を深めれば、「重要参考人」――繰り返し起こる動揺の根本的な原因になった出来事――の短いリストができあがるだろう。その中には、学校での不人気のせいで他人の役に立たないという感情、慢性病による無力感、つらい離婚の後の不信感などが含まれる。根本的原因が見つかったら、ゆっくりとそれを取り除いてくれる肯定的な楽しい記憶を取り入れよう。あなたは雑草を引き抜き、心のガーデンに花を植えているのだ。

痛みをともなう経験はしばしば反対の快い経験によって癒される。たとえば、子ども時代の弱いという感覚を引きずっているなら、自分のことを強いと感じたときの経験を思い出し、徐々に強いという感覚に取って代わらせるのだ。もし、昔の人間関係で乱暴に扱われたことによる悲しみが繰り返しよみがえってくるようなら、他人に愛されたときのことを思い出し、それらの感情を心に染み込ませよう。そして、次のような言葉を自分自身にかけることによってプッシュしてやろう。「わたしはどうにか困難を乗り切ってきた。まだわたしはここにいる。多くの人々に愛されているからだ」。あなたは起こったことを忘れないだろうが、自分を肯定する感情が強くなれば、痛みの感情は徐々に薄れていくだろう。

大切なのは、苦痛の体験に抵抗したり、楽しい経験を追い掛け回したりすることではない。それは一種の渇望である。渇望は苦しみに導く。大切なのは集中力を保つバランスを見出すことだ。そして、困難な経験を受け入れ、関心を持ちつづけると同時に、支えとなる感情や思考を取り入れることだ。

要するに、次に掲げる二つの方法で、ネガティブな素材の影響力をやわらげるのだ。

- 今日、楽しい経験をしたなら、それで古い痛みを癒そう。
- ネガティブな素材が浮かんできたら、解毒剤となる快適な感情や視点を思い出そう。

これらの方法を使うときには常に繰り返しやることが必要である。何らかのネガティブな記憶を思い出した場合、その後一時間以内に、二、三度、楽しい経験を思い出し、そのときの感覚を取り入れてもらいたい。というのも、明白な記憶であれ、暗黙の記憶であれ、ネガティブな記憶は思い出された直後にとりわけ変化を受け入れやすいという証拠があるからだ。[*8]

ほとんどの場合、良いことを取り込むのには一分もかからない。ほんの数秒で済むことも多い。それはプライベートな行為だ。あなたがそれをしていることを誰も知る必要はない。だが時がたてば、あなたは実際に新しいポジティブな構造を脳内に作り上げることができるのだ。

良いものを取り込むのが大切な理由

脳がネガティブな偏見をもっているとすれば、自分のためになる経験を内化し、つらい経験を癒す積極的な努力が必要である。あなたが快い記憶を掘り起こそうとするとき、実際には神経学的な不均衡を矯正しているのだ。そして子どもの時に受け取るべきだったのに十分には受け取れなかった思いやりや励ましを、今日、自分自身にあたえているのだ。

健全なことに焦点を当て、それを自然に取り込めば、心の中を流れる心地よい感情が日々増えていく。感情は脳全体を組織するので、[*9]包括的な効果をもっている。[*10]それゆえ、快適な感情は、免疫系を強化し、心臓血管系をストレスに強くするという利益をもたらす。さらには、あなたの気分をもち上げ、楽観主義や回復力や知力を高める。そして、トラウマを含め苦痛を伴う経験の影響力を緩和させる。[*11] その結果、肯定的なサイクルが生まれ、今日の良い感情が明日の良い感情を育てるようになる。

以上述べたことは子どもにも当てはまる。とくに楽しい経験や達成感のある経験を取り込むことは、癇の強い気質の子どもにとっても不安な気質の子どもにとっても、大きな恩恵がある。癇の強い子どもたちは、肯定的な感情が脳内に定着する前に、次のことに突き進むのが普通である。一方、不安な子どもたちは良いニュースを無視あるいは軽視する傾向がある（中には癇が強くて不安な子どももいる）。どんな気質をもっているにせよ、あなたが子どもたちと関わりあっているなら、一日の終わりに（あるいは終業ベルが鳴る直前など他の自然なときに）、ちょっと立ちどまって、うまくいったことを思い出させ、彼らを幸せな気分にしたものについて考えるよう励ましてやってもらいたい（たとえば、ペットのこと、両親の愛、サッカーでのゴールなど）。そして、それらの肯定的な感情や思考を子どもたちの中に浸透させてもらいたい。

良いものを取り入れることはスピリチュアルな実践にも役に立つ。親切心や心の平安など大切な心の状態を浮かび上がらせ、再びそうした状態に戻る道を見つけやすいようにするからだ。そのため、ときに坂道を重い足取りで上っていくかのように感じる覚醒の道を歩みつづけるのが容易になる。それはあなたの努力の結果を示すことで、確信と信仰を組み合わせる。また、心から感じられる肯定的な感情を強調することを通して、真摯な気持ちを養う。あなた自身のハートが満たされていれば、他人により多くをあたえることができるだろう。

良いものを取り入れることはあらゆることに幸せな笑顔を振りまくことではない。人生の厳しい物事から目をそらすことでもない。あなたがいつでも戻っていける幸せや満足や平和の場所を心の中に養うことなのだ。

第4章　まとめ

▼明白な記憶とは特定の出来事または情報の意識的な記憶である。暗黙の記憶とは、ほとんどが意識下にとどまっているが、内的な風景や心の雰囲気を形作ることに強烈な影響をあたえた過去の経験の残像である。

▼あなたの経験の大半が実際には快適なものであっても、不幸なことに、脳の偏見は暗黙の記憶をネガティブな方向へと向かわせる。

▼第一の治療法は楽しい経験を意識的に探し、取り込むことだ。三つの簡単なステップがある。①良好な事実を快い経験に変える。②それらの経験を堪能する。③それらが自分

の中に浸透するのを感じる。

▼経験は記憶の中に固定されるとき、意識の中にあるものは何でも一緒に携えていく。とくにそれが強烈なものである場合にはなおさらだ。あなたはこのメカニズムを用いて、ネガティブな素材の影響力をやわらげることができる。これが二番目の治療法だ。苦しい経験を背景でぼんやりと感じながら、ただ楽しい経験を思い出してもらいたい。このメソッドを次の二つの方法で使ってもらいたい。楽しい経験をした場合には、それが古い傷の中に浸透し、癒し、取って代わるのを助ける。ネガティブな素材が浮かんできたら、その解毒剤になる感情や視点を思い出す。

▼繰り返し起こる動揺の根っこにあるものを自覚しよう。それらは子ども時代の経験に根ざしているのが普通だ。さまざまな動揺は異なった根をもっているかもしれない。それらを完全に引っこ抜いて、再び成長しないようにするために、故意に快い経験を思い出し、自分の中に浸透させよう。

▼良いものを取り入れるたびに、あなたは少しずつ神経の構造を作り上げていく。何ヶ月にもわたって、あるいは何年にもわたって、それを一日数回やっていれば、徐々にあなたの脳は変わっていくだろう。あなたの感じ方や行動の仕方も変わるだろう。

▼良いものを取り入れるのは大切なことだ。それは肯定的な感情を育み、あなたの心身の健康に多くの益をもたらす。それは子どもたちにとって、とりわけ癇の強い子どもたち

や不安な子どもたちにとって、偉大な資源となる。それはまた動機や確信や真摯さを支えることによって、スピリチュアルな実践を助ける。

第5章　火を鎮《しず》める

実際、欲望の火を完全に消し去った聖人はあらゆる点で安らかに休息する。燃料を奪われて火が冷めてしまった者には、いかなる官能的な欲求もまとわりつくことがない。あらゆる付着物が剝がれ落ち、ハートは痛みから解放される。そのような人は最高の安らぎをもって静かに休む。心が平安へといたる道を見出したのだ。

ブッダ（「クラヴァッガ」六章四の四）

すでに見たように、あなたの交感神経系（ＳＮＳ）やストレスに関連するホルモンは、あなたが脅威を避けてチャンスを追いかけるのを助けるために「燃え上がる」。確かにわたしたちは健全な情熱に駆られたり、理不尽な物事に強く抵抗したりすることがあるが、ほとんどの場合、熱くなりすぎている。何らかの「飴」を追いかけたり、「鞭」と戦ったりしているのだ。その結果わたしたちは駆り立てられたり、せかされたりしていると感じる。あるいはストレスやいら立ちや不安を感じたり、憂うつになったりする。明らかに幸福ではないのだ。わたしたちは炎を弱める必要がある。本章ではそのための多くの方法を紹介していきたい。

もしあなたの身体が消防署をもっていたとするなら、副交感神経系（PNS）がそれに当たる。したがってそこから出発しよう。

副交感神経系を活性化する

あなたの身体は内分泌腺（ホルモン）系、心臓血管系、免疫系、胃腸系、神経系など多数のシステムをもっている。心身のつながりを活用し、ストレスをやわらげ、火を冷まし、長期的な健康を増進したいと思うとき、これらのシステムすべてに入り込める最適なポイントはどこだろう？　それは自律神経系（ANS）である。

というのも、より大きな神経系の一部であるANSは他のすべてのシステムとからみ合い、それらを制御するのを助けているからだ。それに精神的な活動は他のどんなシステムよりANSに大きな直接的影響力をもっている。あなたが副交感神経系を刺激すると、安らぎをもたらす癒しのさざ波が全身に広がるのだ。

副交感神経系を刺激する方法を探ってみよう。

リラクセーション

リラックスすることは副交感神経系の回路を忙しくさせ、強化する。また、「闘争か逃走か」に備えさせる交感神経系の興奮を鎮める。なぜなら緩められた筋肉が脳内の警戒中枢にすべてが大丈夫であることを示すフィードバックを送るからだ。十分にリラックスしているとき、ストレスや動揺を感じるのはむずかしい。[*1] 事実、リラクセーション反応は、あなたの遺伝子がどう表現されるかを変え、ひいては慢性的なストレスによる細胞の損傷をやわらげるのかもしれない。[*2]

リラックスする方法は種々の呼吸法や筋肉を弛緩させる方法から瞑想までいろいろある。日常の中で自動的にリラックスできるよう、身体を訓練する方法もある。まず四つの素早くできる方法を紹介しておこう。

- 舌、目、顎の筋肉を緩める。
- 緊張があなたの身体から流れ出て、地中に吸い込まれていくのを感じる。
- 温かいお湯を両手にかける。
- 身体のさまざまな部分に意識の焦点を当て、緊張している箇所を探し出し、緊張を解き放つ。

▼横隔膜呼吸法（腹式呼吸法）

横隔膜呼吸法は一、二分でできる簡単な呼吸法である。横隔膜は心臓の下にあって呼吸を助ける筋肉だ。積極的にそれに働きかけると、とくに不安をやわらげる効果がある。

肋骨の下の胃の上に手を置いてもらいたい。手を置いたら、下を見て普通に呼吸をし、手の動きを見てもらいたい。少しだけ手が上下するのが見えるだろう。手をそこに置いたまま、今度は手が大きく上下するような仕方で呼吸してもらいたい。これをうまくやるには少し練習が必要かもしれないが、つづけていれば必ずできるようになるだろう。うまくできるようになったら、手を胃の上に置かずにやってみてもらいたい。そうすれば人前でも、この方法を使えるようになる。

▼漸進的弛緩法

もし三分から一〇分の時間があったら、漸進的弛緩法をやってみよう。身体のさまざまな部分に順番に焦点を当て、筋肉を緩めていく方法だ。足のつま先からはじめてもいいし、頭の天辺からはじめてもいい。どれだけ時間的余裕があるかによって、焦点の当て方を工夫すればいいだろう。たとえば、あまり時間的な余裕がない場合には、左足、右足、お腹、背中といった大まかな区切り方をし、十分に時間があるときには、左足の甲、足首、ふくらはぎといった感じで、身体を細かく分け、焦点を当てていくのだ。目は閉じてもいいし、開けたままやってもいいが、開けたままやる方法を習得すれば、人前でリラックスする助けになるだろう。

身体の一部をリラックスさせるには、ただその部分を自覚するだけでよい。たとえばたった今、左足の裏の感覚に注意してもらいたい。あるいはその部分を自覚しながら、心の中で「リラックス」と言ってみてもらいたい。その部分を一旦緊張させて、緩めるという方法もある。いろいろ試してみて、最善の方法を探ってもらいたい。

多くの人たちにとって、漸進的弛緩法は眠りにつくための良い方法でもある。

大きく息を吐く

できるだけたくさん息を吸ったら、数秒間、息を止め、ゆっくりと吐き出してもらいたい。大きな吸息は実際に肺を広げ、元のサイズに肺を戻すため、大きく息を吐くことを必要とする。それが呼息を管理する副交感神経系を刺激する。

唇に触れる

副交感神経（PNS）の神経は唇全体に広がっている。だから、唇に触れるとPN

Sを刺激することになる。唇に触れることはまた、食べることや赤ん坊のときにお乳を飲んだことを思い出させることがある。

マインドフルネス

あなたの副交感神経系は主として身体の内的均衡を維持する役割を果たしているので、内部に注意を向けると、副交感神経のネットワークを活性化することになる（自分の健康についてあなたが心配していなければの話だ）。あなたはすでにマインドフルネスをある程度習得しているかもしれない（たとえば、ヨガやストレス管理のクラスで）。マインドフルネスとはあることを十分に自覚し、判断も抵抗もせずに、それとともにいることを意味する。身体感覚に注意を向けつづける。ただそれだけなのだ。

たとえば、呼吸の感覚に注意を向けてもらいたい。冷たい空気が鼻から入ってきて、暖かい空気が出ていき、胸とお腹が膨らんでは縮む感覚に注意を向けるのだ。あるいは、歩く、手を伸ばす、呑み込むといった動作をしたときの感覚に注意を向けるのもいいだろう。一つの呼吸に最初から最後まで注意を向けたり、仕事に向かう途中の一歩一歩に注意を向けたりするのも、バランスを取り戻し、心を穏やかにするのに役立つ。

イメージ

精神的活動は普通、言葉による思考と同一視されるが、脳の大半は実際には、イメージを処理するといったノンバーバルの活動に従事している。イメージは脳の右半球を活性化し、ストレスになる可能性のある内的なおしゃべりを鎮める。

イメージはリラクセーションと同じように、副交感神経系を刺激するために活用できる。時間的な余裕があるときには是非イメージを想像する方法を活用してもらいたい。たとえば仕事の最中にストレスを感じたら、数秒間、穏やかな山の湖を思い浮かべるのだ。さらに家に帰ってもっと時間ができたら、湖畔を散歩しているところを想像し、松葉の良い匂いや子どもたちの笑い声で心の中の映画を彩ってもらいたい。

心拍のバランスを取る

あなたの心臓の心拍と心拍の間隔は必ずしも一定していない。これを心拍変動（HRV）と呼ぶ。たとえば、あなたの心臓が一分間に六〇回脈打つとすれば、脈と脈との間の時間は平均して一秒である。だが、あなたの心臓は機械的なメトロノームではない。脈と脈との間隔は絶えず変化している。一秒、一・〇五秒、一・一秒、一・一五秒、一・〇五秒、一秒、〇・九五秒、〇・九秒といった具合に微妙に変化するのだ。

HRVは自律神経系の活動を反映する。たとえば、息を吸うとき（交感神経系の活性化）、心拍は少し速くなるが、吐き出すとき（副交感神経系の活性化）は遅くなる。ストレス、ネガティブな感情、老化などはすべてHRVを低下させる。比較的低いHRVをもった人たちは、心臓発作のあと回復しにくい傾向がある。[*3]

興味深いのは、心拍変動がストレスその他の原因によって上がったり下がったりするだけなのか、それとも、心拍変動自体が心身の健康を改善させる直接的原因になりうるのかということである。まだ検証段階だが、HRVを一定に保つ術を習得することが、ストレスを軽減し、心臓血管の健康や免疫系の働きを増進させ、気分をよくさせることと関わっていることを示すいくつかの研究がある。[*4]

HRVは副交感神経の興奮や全身の健康を推し量る格好の指標であり、あなたは直接それを変えることができる。ハートマス財団はHRV研究のパイオニアで、わたしたちが次の三つのステップからなるアプローチのために採用した数多くのテクニックを開発した。

1. 吸う息と吐く息が同じ長さになるように呼吸をする。息を吸いながら心の中で一、二、三、四と数え、吐きながら一、二、三、四と数える。
2. 呼吸と同時に、心臓周辺から空気が出入りしているところをイメージする。

3. 心臓呼吸をしながら、「感謝」「いたわり」「愛」といった楽しい感情を思い浮かべる。幸せだったとき、子どもと一緒にいたとき、人生の良き出来事に感謝したとき、ペットと遊んでいたときなどを考えればいいだろう。

これを一分かそれ以上試してもらいたい。多分その結果に驚かされるだろう。

瞑想

瞑想は、ストレスになる物事から注意をそらす、リラックスする、身体を自覚するといったことを通して副交感神経系を活性化する。瞑想がもたらす効果としては、以下のようなものがあげられる。

・島[*5]、海馬[*6]、前頭前野皮質[*7]の灰白質を増やす。老化によって前頭前野の皮質が薄くなるのを抑える[*8]。これらの部位に関連づけられる注意[*9]、思いやり[*10]、共感[*11]といった心理的機能を改善する。
・気分をもち上げる左前頭部を活性化させる[*12]。
・経験を積んだチベット仏教の実践家の中では、周波数が高いガンマ波のパワーが増し、遠くまで届く[*13]。脳波とは大量のニューロンが一緒に律動的に発火することによって生み出される弱いけれども測定可能な電磁波である。

- ストレスに関連するコルチゾールを減少させる。[*14]
- 免疫系を強化する。[*15]
- 心臓血管系の病、喘息、成人病タイプの糖尿病、多発性筋炎、慢性的痛みなどを含むさまざまな医学的状態を緩和する。[*16]
- 不眠症、不安症、恐怖症、摂食障害などを含む多くの心理学的状態を改善させる。[*17]

瞑想の伝統はたくさんあり、瞑想法もいろいろある。あなたはすでにお好みの手法をもっているかもしれない。これから紹介するのは基礎的な集中瞑想である。瞑想の報酬にあずかる鍵は、短くてもいいから毎日規則的に実践することである。たったの一分でもいいから瞑想をしないうちは眠らないと決めてはどうだろう。近くにある瞑想グループに参加するという方法もある。

マインドフル（集中）瞑想

何にも妨げられることがなく集中できる快適な場所を探そう。瞑想は立ったましてもいいし、歩きながらしても、横たわってしてもよいが、ほとんどの人たちは、椅子に座るか、クッションの上に座ってする。背筋を伸ばし、リラックスしながらも注意が行き届いた姿勢を見つけてもらいたい。禅のことわざにあるが、手綱さばきがうまい人のように、自分の心を扱わなければならない。手綱を引きすぎても、緩めすぎてもだめなのだ。

好きなだけ長く瞑想してもらいたい。最初は五分だけの短めの瞑想からはじめてもよいだろう。三〇分から六〇分ぐらい、長く座れば座るほど内面に深く降りていく助けになる。最初にどのくらい瞑想するか決めてもよいし、決めないでやってもよい。瞑想しながら時計を見ても構わない。タイマーをセットしておくという手もある。中には、お香を焚き、燃え尽きたら、瞑想を終えるという人もいる。以下に瞑想の手順を書いておくが、ご自由に修正していただきたい。

大きく息をし、リラックスしてもらいたい。目は開けたままでもいいし、閉じてもいい。耳から入ってきて消えていく音を自覚し、あるがままに受け止めよう。この時間が瞑想するための時間であることを認識しよう。快適な椅子に座る前に重いバッグを降ろすように、瞑想している間、一切の関心事を手放そう。もし、お望みであれば、瞑想が終わってから、再びそれらの関心事を拾い上げることができる！

呼吸をする感覚を意識してもらいたい。呼吸をコントロールしようとしてはならない。冷たい空気が入ってきて、温かい空気が出ていくのを感じてもらいたい。胸とお腹がゆっくりと上下するのも感じよう。

一回一回の呼吸の感覚に、初めから終わりまでつき合ってもらいたい。心の中で呼吸の回数を数えたくなるかもしれない――一〇まで数えたらまた一から数え直す。心に迷いが生じたら、一に戻ろう。あるいは自分自身に向かって、「入る」「出る」と唱えてもよい。心がさ迷うのは正常なことである。さ迷ったら、呼吸に戻ればいいのだ。自分自身を優しくいたわってもらいたい。つづけて一〇回の呼吸に注意を留めていられるかどうかを見てみよう（最初はむずかしいのが普通である）。瞑想をはじめてから最初の数分の間に心が落ち着いたら、ますます呼吸に没頭し、他のすべてのものを手放してもらいたい。呼吸をすることの単純な楽しみに心を開くのだ。ある程度慣れてきたら、何十回という呼吸をする間、呼吸に専念していられるかどうかに注意してみよう。

呼吸を一種の錨として活用し、心の中を通過していくものをすべて自覚してもらいたい。思考、感情、願望、計画、イメージ、記憶、すべてが来て去っていくのを自覚するのだ。それらをありのままに受け止めよう。それらに囚われてはならない。それらと戦ったり、それらに魅せられたりしてもならない。開かれた意識の空間を通過していくものには、いたわりをもってもらいたい。呼吸をしっかりと自覚しつづけていれば、多分、平和な感覚が広がっていくだろう。心の中を通過していくものの性質が変化していくことに気をつけてもらいたい。自覚の中を通り過ぎていくものに囚われるのがどのような感じか、それらが過ぎゆくのに任せるのがどのような感じなのかに注意してもらいたい。穏やかな広々とした気づきそのものを自覚しよう。

お望みとあれば、そこで瞑想を終わらせてもよい。どんな気持ちかに注意し、瞑想がもたらす良いものを取り入れよう。

より安全に感じる

2章で見たように、脳は脅威が存在しないかどうか絶えずあなたの心の中や外の世界を見張っている。何らかの脅威が見つかると、ストレス反応システムが発火する。ときにこうした警戒心は妥当なものとして認められるが、普通は過剰で、もはやありそうにない過去の出来事に対する扁桃体と海馬の反応によって駆り立てられている。その結果生み出される不安は不必要で不快なものである。それはあなたの脳や身体に、ささいなことにも過剰反応するよう仕向ける。

さらに、警戒心や不安はマインドフルネスや瞑想への没頭を妨げる。伝統的な瞑想の指南書がしばしば実践者に、危害を加えられることのない隔離された場所を探すよう勧めるのは偶然ではない。たとえば、ブッダは覚醒した夜、菩提樹の木の根元に、木に背中を向けて座ったと言われている。安心感は、集中力や直観を高める働きをする。

だが、より安全に感じるための特別な方法を探求する前に、二つの重要なポイントを指摘しておきたい。第一に、通常の現実においては、完璧な安全性といったものは存在しない。人生は絶えず変化している。赤信号を無視して走る車もあるし、人々は病気になる。国全体が爆発し、世界中に衝撃波を送ることもある。絶対的に安定した基盤も、完璧なシェルターも存在しない。こうした真実を受け入れるのは知恵である。

第二に、一部の人たちにとって、とりわけトラウマを受けた経験がある人たちにとって、不安を減らすことは脅威に思えることがある。なぜなら、ガードを下げると、傷つきやすいと感じるからだ。そのような理由から、わたしたちは「safe（安全な）」ではなく「safer（より安全な）」という言葉を使っている。次に掲げる方法をあなた自身の必要性に応じて使ってもらいたい。

身体をリラックスさせる

リラクセーションは浴槽の栓を抜いたときのように不安を消失させる。（本章の最初の方で取り上げた方法を参考にしてもらいたい）

イメージを活用する

右半球のイメージは感情の処理と密接につながっている。より安全に感じるために、愛する祖母や守護天使など、あなたを守ってくれる人物を思い浮かべてもらいたい。あるいは、力の場のような光の泡に取り囲まれているところを想像しよう。わたしは不安な状況になると時々、心の中で、『スタートレック』のカーク船長の声を聞く。「防御シールドを張れ、スコッティ！」

自分を支えてくれる人とつながる

あなたを気にかけてくれる友人や家族を認識し、その人たちともっと多くの時間を一緒に過ごそう。離れているときには、彼らと一緒にいるところを思い描き、心地よい感情を取り入れよう。愛する人との交流は単に想像するだけでも、愛着の回路を活性化する。わたしたちが進化する途上では、世話を焼いてくれる人や同じ部族の仲間たちとの物理的な近さや感情的な近さが生き残っていく上で不可欠だった。その結果、近さを感じる感覚を活性化することが、より安全に感じる助けになる。

恐れに集中する

不安、恐れ、懸念、心配、さらにはパニックでさえ、他の感情と同様、単なる心の状態にすぎない。恐れが生じたら、それを認識し、身体にどのような感覚を生み出しているかを観察しよう。恐れがあなたに警戒させようとしていることを認め、じっと見つめていれば、そのうちに変化し、去っていくだろう。大脳辺縁系を制御する前頭葉の能力を高めるために、自分がどう感じているかを自分自身に言葉で述べてもらいたい。[*18] 恐れを自覚すること自体は怖いことではない。広大な自覚の空間にとどまり、恐れがその空間を雲のように流れていくのを観察してもらいたい。

内部の保護者を呼び起こす

さまざまな下位人格が神経系のネットワークに動かされてダイナミックに相互作用し、一見一枚岩的だが、実際には断片化された自己を形成する。たとえば、有名な三人組は〝インナー・チャイルド／批判的な親／育てる親〟と呼ばれる。これは〝犠牲者／迫害者／保護者〟に当たる。〝あなたを育ててくれる親／保護者〟という下位人格は頼りになり、励まし慰めてくれる。それは、あなたをいやしめる批判的な内部の声や外部の声に立ち向かうが、あなたにへつらうことはないし、あなたをでっちあげたりしない。それはあなたや世界についての良いことを思い出させると同時に、意地悪な人たちに引っ込んでいるように、またあなたを放っておくように告げる。その点、地に足をつけた教師やコーチに似ている。

わたしたちの多くは成長する過程で、保護者になるべきだった人たちから裏切られたと感じる。もっとも深刻な動揺はあなたを傷つけた人たちからではなく、あなたが傷つくのを防げなかった人たちからしばしばもたらされる。彼らはあなたがもっとも強い絆を感じている人たちである。だから裏切られたと感じるのだ。今日のあなたにできるのは、あなたを気にかけ、あなたのために立ちはだかってくれる強い人々と一緒にいる経験に特別の注意を払うことである。そして、その経験を味わい、取り込むのだ。内部の保護者と批判者との対話を想像し、できれば書き出してもらいたい。そして内部の保護者があなたを強力に後押ししているのを確認するのだ。

現実的になろう

前頭葉の能力をフルに使って物事を評価しよう。

恐れていた出来事が起こる確率はどのくらいあるのだろう？　それはどの程度まで

ひどいのだろう？　ダメージはどのくらいつづくのだろう？　それに耐えるために何ができるだろう？　誰がわたしを助けてくれるだろう？

ほとんどの恐れは誇張されている。人生を渡っていくとき、あなたの脳は経験、とくにネガティブな経験に基づいて、さまざまな予測をする。過去の出来事にわずかでも似ている状況が発生すると、自動的にあなたの脳は同様の結果を予測する。もし痛みや喪失を予測すると、恐れの信号を発信する。だが、ネガティブな偏見ゆえに、多くの痛みや喪失の予測は誇張されているか、まったく事実無根である。

たとえば、わたしは子どものときに内気で、クラスの誰よりも幼かった。そのため多くの状況の下で、よそ者であるかのように感じ、孤独に育った。後に大人になってから新しいグループ（たとえば、仕事のチームや非営利組織の委員会など）に加わったとき、再びよそ者になるのを予測して、不快に思ったものだった。グループのメンバーたちは手放しで歓迎してくれたのだが。

子どものときに由来する予測は（非常に強力であることが多い）、とりわけ疑わしい。幼いとき、（A）あなたは家族や学校や仲間に関し、ほとんど選択肢をもっていない。（B）あなたの両親や他の多くの人があなたよりもはるかに力をもっている。（C）あなた自身、まだ経験が少ない。だが今日、（A）あなたは人生において自分がすることに関し、より多くの選択肢をもっている。（B）あなたと他の人たちとの差は普通小さいか、まったく存在しない。(C)あなたは内的資源(たとえば物事に対処する能力など)も外的資源(他者から寄せられる善意など)もたくさんもっている。だから、恐れが生じたら、自分自身にこう問いかけてもらいたい。「わたしは実際にどのような選択肢をもっているだろう? 巧みに自分自身を支え、自分自身の面倒を見るために、力をどのように使えばいいのだろう? わたしが頼りにできる能力は何だろう?」

あなたは世界を歪めることなく、また一部だけ切り取りもせずに、鮮明に見ようとしているのだ。事実とは何だろう? 科学、ビジネス、心理学、瞑想の実践、すべては物事の真実に立脚している。たとえば、仏教では無知は苦しみの根本的原因と考えられる。ある状況をより正確に評価することが肯定的感情を培うことにつながることを複数の研究が示していることは驚くに当たらない。[19] もし本当に心配事があるなら、最善を尽くしてそれに取り組もう(たとえば、請求書を支払うとか、医師を訪ねるといったこと)。行動を起こしたり、前進したりすることは、それ自体が気分の良いことであるだけではなく、あなたを心配させている状況を改善するのが普通である。[20]

安心感を育む愛着モード

主に世話を焼いてくれた人——とくに両親——との子ども時代の関係は大人になっ

てからの重要な人間関係に大きな影響を及ぼす。あなたの期待、態度、感情、行動を左右するからだ。ダン・シーゲル[*21]、アラン・ショア[*22]、メアリー・メイン[*23]らは愛着の神経生物学を明らかにすることに貢献してきた。

膨大な研究を要約すると、子どもが親と繰り返し持つ経験——子どもの気質に影響される——は親への四つの愛着タイプ——安定型、回避型、アンビバレンツ型、無秩序型（この最後のタイプはめったにないものなので、深くは追求しない）の四つ——のうちの一つに導く。回避型の愛着タイプは前頭前野皮質（ＰＦＣ）と大脳辺縁系との統合欠如のような神経活動の特徴的なパターンと関連しているようだ[*24]。

愛着タイプは成人になるまで持続し、重要な人間関係の基本的なひな型になる傾向がある。たとえあなたが大勢の人たちと同じように、回避型の愛着タイプ（訳者注：親との分離に泣いたり混乱を示すということがほとんどない。再会時には親から目をそらしたり、明らかに親を避けようとする行動がみられる）やアンビバレンツ型の愛着タイプ（訳者注：分離時に非常に強い不安や混乱を示す。再会時には親に強く身体接触を求めていくが、その一方で親に対して怒りを示し、また激しくたたいたりする）で育ったとしても、そのひな型を変え、人間関係においてより大きな安心を感じることができる。ここにそれをするいくつかの良い方法がある。

- 幼年期の両親との関係がどのようなものだったのかを理解する。何らかの不安な愛着がなかっただろうか？
- 不安な感覚をもっている自分自身をいたわる。
- できるだけ自分を育ててくれる信頼すべき人間を探し、彼らと一緒にいる感覚を取り入れる。同時に、既存の人間関係において良い扱いを受けるため、できるだけのことをする。
- 瞑想を通して集中力を身につける。実際のところ、あなたは子どものときに受けるべきだった注意や愛情を今日、自分自身にあたえているのだ。マインドフルネスはあなたの脳の中心線に沿った領域を活性化し、前頭前野皮質と大脳辺縁系との協調性を高める働きをする。これらは安心感をもたらす愛着の鍵となる神経の基盤である。[*25]

避難所を見出す

この人生において、あなたはどこに避難所を見出しただろう？　人間、記憶、観念、理想、いずれも避難所になりうる。信頼できる聖域と保護を提供してくれるものは何でも避難所になるのだ。避難所とは、あなたがガードを下げ、力と知恵を集められるところだ。子どものとき、避難所は母親の膝の上だったかもしれないし、ベッドの中で本を読むことだったかもしれない。あるいは友達とたむろすることだったかもしれない。わたしの場合は家の周囲の丘の上で多くの時間を過ごし、頭の中を空っぽにし、自然によってエネルギーを充電した。

今日、大人になったあなたの避難所は、特定の場所かもしれないし、活動かもしれない（たとえば、教会や寺院、犬との散歩、長い風呂など）。あるいは連れ合いや親友、さらには教師と一緒にいることかもしれない。

一部の避難所は心の奥にあって、言葉では言い表せない。理性の力がもたらす自信、自然とつながっているという感情、すべては大丈夫だという基本的な直観など。

以下に紹介する仏教から借用した広い意味での避難所について考えてもらいたい。

- **心の師**——人々が信じる信仰の伝統の中心にいる歴史的人物（イエス、モーゼ、シッダールタ、ムハンマドなど）。そうした人物によって体現されている性質はあなたの中にも存在している。
- **真実**——現実そのものと現実の正確な描写（たとえば、苦しみはどのように生じて、終わるかといったこと）。
- **良い仲間**——覚醒の道のずっと先を行っている人たちと身近な仲間。

避難をすると、目下の関心事や反応しなければならない状況から解放され、一息ついたり、自分のやりたいことに集中したりできる。すると、ニューロンは黙々とあなたのためにセーフティ・ネットを張り巡らす。覚醒の道では、古い信念の基盤が崩れ落ちたとき、なんらかの大激変や魂の暗い夜、あるいは気力をくじく根拠の喪失を経験するのは自然なことである。そのようなとき、あなたの避難所は嵐を乗り切るのを助けてくれるだろう。

毎日一つかそれ以上のことに避難しよう。これは公式的なことでもいいし、非公式のものでもよい。言葉を使ってもいいし使わなくてもよい。あなたにとってもっとも効き目があるものなら何でもいいのだ。避難所を経験するさまざまな方法を試してもらいたい。避難所はあなたの原点という感覚や、あなたを通して流れているものだという感覚を経験してもらいたい。

自分の避難所を探求する

自分の避難所をいくつか見つけよう。避難所はたくさんあったほうがよい。目は開けたままでも閉じてもよい。ゆっくりやってもいいし、素早くやってもいい。以下の（　　　　　　　　　）を言葉で埋めてみよう。

＊　わたしは（　　　　　　　）に避難する。
＊　わたしは（　　　　　　　）へ避難しに行く。
＊　わたしは（　　　　　　　）としてとどまる。
＊　わたしの原点は（　　　　　　　）である。
＊　ここに（　　　　　　　）がある。
＊　（　　　　　　　）がわたしを通して流れている。
＊　わたしは（　　　　　　　）と一つである。

避難所を想像し、その感覚を思い浮かべてもらいたい。そして身体でそれを感じてもらいたい。そこに避難することがあなたにとってどんなに有益か感じてもらいたい。人生においてその影響力にさらされること、その場所からやってくること、そうしたシェルターや防御を持つこと、そうしたことがどれだけ有益かを感じてもらいたい。

そっと心の中で言ってみよう。わたしは（　　　　　　　）に避難所を見出す。あるいは言葉を使わずに、その避難所に入っていくところを感じてもらいたい。この避難所に入っていったときにどう感じるかに注意しよう。その感情を自分の中に浸透させ、あなたの一部にしてもらいたい。あなたが望んでいるだけのたくさんの避難所に入る感覚を味わってほしい。

避難所に入り終わったら、その経験が全体としてどのような感じだったか振り返ってみよう。日々の生活の中で自分が避難所をもち歩いていることを知ってほしい。

第5章　まとめ

▼自分の身体や精神の健康を増進させるために、心身のつながりを活用するもっとも強力な方法は、自律神経系（ANS）を誘導することを通して行われる。副交感神経系（PNS）を刺激することを通してANSを鎮めるたびに、あなたは身体や脳や心を内的な平安と安寧の方にどんどん傾けていく。

▼副交感神経系はさまざまな方法で活性化できる。その中には、リラクセーション、大きく息を吐く、唇に触れる、マインドフルネスを高める、イメージを用いる、心拍のバランスを取る、瞑想などが含まれる。

▼瞑想は注意、思いやり、共感を扱う脳の領域における灰白質を増やす。また、免疫系を

強化し、心理的機能を改善する。

▼より安全だと故意に感じることは、脅威を探したり、脅威に過剰反応したりする頑固な傾向を制御する助けになる。リラックスする、イメージを活用する、他人とつながる、恐怖そのものに集中する、内的な保護者を呼び覚ます、現実的になる、安全な愛着の感覚を増やすといった方法を通してより安全だと感じてもらいたい。

▼あなたにとっての聖域やエネルギーを充電できる場所に、避難所を見出してもらいたい。避難所になりうるものには、人々、活動、場所、理性のような触れられないもの、真実などが含まれる。

第6章　しっかりした意図をもつ

あなたが使える時間に、あなたがいる場所で、持てるものすべてを使って、
できることをすべてやりなさい。

ヌコシ・ジョンソン（HIV母子感染の少年）

前の章では、苦しみの原因を軽減するために、貪欲や憎悪の熱を冷ますことに焦点を当てた。本章では、幸せの原因を増やす心の強さを「ウォーミング・アップ」することに焦点を当てたい。あなたの脳がどのようにして動機づけられるか――どのようにして目標を定め、それを追いかけるか――を探っていくことになるだろう。また、これらの神経のネットワークをいかに活用して、これからの日々、力強く前進していけるかを明らかにしていくことになるだろう。生きるとは未来へと乗り出すことである。*1 具体的に言えば、次の呼吸や食事に手を伸ばすことだ。それはとりもなおさず、幸せや愛や知恵に向かって手を伸ばすことを意味する。

中枢神経軸

あなたの脳は、中枢神経軸と呼ばれるものに沿って、下から上へ、内側から外側へと進化してきた。[*2] 基礎部分から始めて、中枢神経軸の主要な四つのレベルのそれぞれがどのようにあなたの意図を支えているかを詳しく見ていこう。

脳幹

脳幹はノルエピネフリンやドーパミンといった神経修飾物質を脳内に送り出し、あなたを行動に備えさせ、あなたが目標を追いかけている間、あなたにエネルギーをあたえつづけ、目標を達成したら報酬をあたえる。

間脳

間脳は視床（脳の感覚情報の中央配電盤）と視床下部からなり、自律神経系を指揮し、脳下垂体を通して内分泌腺系に影響を及ぼす。視床下部は主要な衝動（渇き、食欲、性欲など）や感情（恐怖や怒り）を制御する。

大脳辺縁系

大脳辺縁系は中枢神経軸から進化したもので、扁桃体、海馬、大脳基底核を含んでいる。それは基本的に感情のターミナル駅である。

大脳辺縁系の構造物は中枢神経軸の両側に位置しているが、中枢神経軸の下に位置する場合もある（たとえば、扁桃体）。それらは中枢神経軸のより高度なレベルと見なされている。進化したのがより最近だからである。だが、まぎらわしいことに、これらの構造物の一部は低レベルである。

皮質

皮質は前頭前野皮質（ＰＦＣ）、帯状皮質、島を含む。本書において際立った役割を果たすこれらの部分は、抽象的な思考や概念、価値、プランニング、組織の「管理機能」、自己監視、衝動の制御などを扱う。皮質にはまた、感覚運動野（感覚機能と運動機能を結びつける皮質野）、頭頂葉（知覚）、側頭葉（言語と記憶）、後頭葉（ヴィジョン）などが含まれる。

これらの四つのレベルはあなたを動機づけておくために一緒に働く。それらは中枢

図7　中枢神経軸

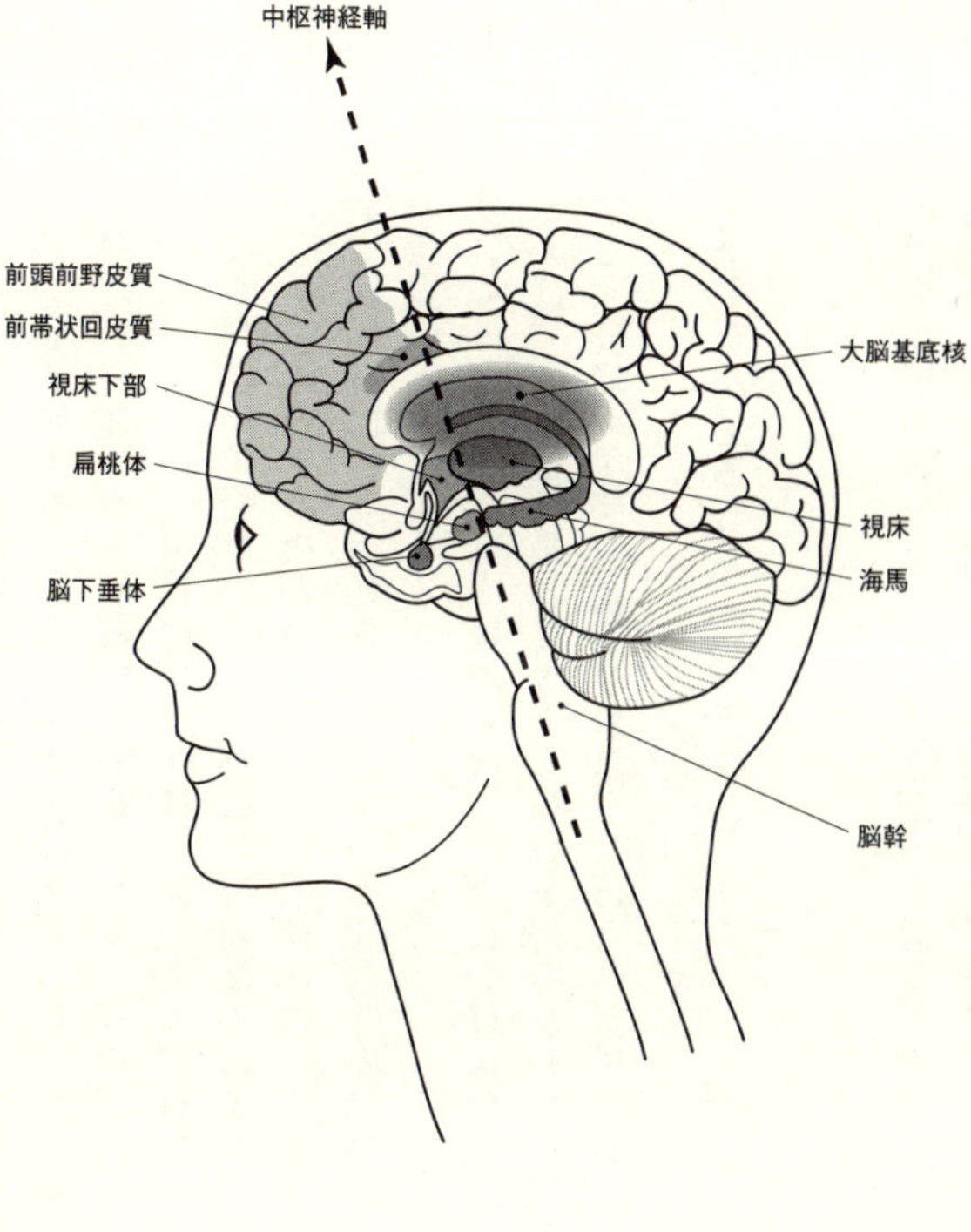

神経軸の上下で統合されている。概して下位のレベルは上位のレベルを方向づけ、上位レベルの構造物にエネルギーを補填する。上位のレベルは下位のレベルを導き、抑制する。下位のレベルはあなたの身体を直接制御する力をもっているが、自らの神経のネットワークを変える能力には乏しい。上位のレベルは反対である。行動から切り離されているが、とてつもなく大きい神経可塑性――神経や心の活動によって形作られる能力、つまりは経験から学ぶ能力――をもっている。中枢神経軸のすべてのレベルで、あなたの人生において働く意図――目標を立て、それを実現する戦略を練ること――は主としてあなたの意識の外で作用する。

中枢神経軸の下にいけばいくほど、反応は直接的となる。上にいけばいくほど、時間の枠組みが延びる。たとえば、皮質は将来より大きな報酬を得るために、現在の報酬に手をつけない選択をする。[*3] 普通、展望が長くなればなるほど、意図は賢くなる。

動機をあたえて意欲をかきたてるマクロシステム

前帯状皮質ハブ

中枢神経軸のそれぞれの部分は他の部分とともに働くが、その中でもとくに二つの部分が多くの方向に神経のスポークを送り出すハブ（訳者注：自転車の車輪のハブとスポークになぞらえている）となっている。前帯状皮質（ACC）と扁桃体だ。まずACCから見ていこう。[*4]

前帯状皮質（ACC）は頭文字語DLPFC（背外側前頭前皮質）によって知られている、進化的に新しい前頭前野皮質の背面部（上部）や側面部（外側）と密接につながっている。DLPFCは作業記憶（訳者注：作業をスムースにこなすための直近の記憶）を扱う鍵となる神経の基質ないし基盤であり、あなたの脳が情報を集めて問題を解決したり、決定を下したりする一種の仕事場なのだ。ACCはまた新しい行動を計画する補足的な運動野と密接につながっている。それらのつながりを通して、ACCはあなたの目論見を実現するために、行動を導くのだ。

意図がはっきりすると、物事が統一された目的に向かって結集するが、それは**神経の結合**を反映するものである。前帯状皮質の「スポーク」の中で、（ミクロの細胞のスケールからすれば）広い領域が一秒間に三〇回から八〇回というガンマ帯域の周波数でともに脈動し、発火リズムの位相――高低――を同調させる。[*5]

ACCはあなたの注意の主要な監督官である。それは目標へと向かう進行をモニターし、何らかの矛盾があればそれを警告する。ACCの上層部は**努力を要する制御**を行う。つまり思考や行動の意図的な制御を継続的に行うのだ。これらの部分は三歳から六歳になるまで十分には発達しない。[*6]子どもが大人のようには自己制御ができないのはそのためだ。あなたが意識的に意志を用いるときにはいつでも、ＡＣＣが関わっているのだ。

前帯状皮質（ＡＣＣ）は扁桃体、海馬、視床下部との密な互恵的つながりを通して、感情に影響を及ぼし、また感情によって影響されもする。だから、それは思考と感情を統合する重要な部分だと言ってもよい。[*7] 瞑想などを通してＡＣＣを強化すると、動揺した際に鮮明に考える助けになり、あなたの論理的な推論に温かさと感情的な知性を付け加える。要するに、ＡＣＣは上意下達式の中央集権化された理性的な動機の中核にあるのだ。

扁桃体のハブ

扁桃体は前帯状皮質、前頭前野皮質、海馬、視床下部、大脳基底核、脳幹との密接なつながりを通して、動機づけられた活動を支える第二の主要なハブである。それは一瞬一瞬、あなたに関連があるものや、あなたにとって重要なもの――楽しいことや不快なこと、（子孫繁栄や生存の）チャンスになることや脅威になること――にスポットライトを当てる。また、あなたの知覚、状況の評価、他人の評価、判断などを形作り、彩る。扁桃体は以上に述べたようなことを大体あなたの自覚の外で行使する。陰で働くため、影響力が増すのだ。

あなたが何らかの顕著な方法で動機づけられるとしよう。それは、扁桃体につながっている皮質下の領域がお互いに同調していることを意味する。大脳辺縁系の神経回路、視床下部、脳幹が、普通、一秒間に四回から七回というシータ周波数で、ともに脈打ちはじめるのだ。[*8]

要するに、扁桃体は下から突き上げる情熱的な動機の中枢なのだ。

頭と心臓

前帯状皮質（ACC）と扁桃体のハブは一緒になって、動機づけられた活動のほぼあらゆる側面に関わる接合システムを形作る。これらのハブはお互いに調整しあう。たとえば、三段階のフィードバックのループにおいて、扁桃体は前帯状皮質の下の部分を刺激し、次に前帯状皮質の下の部分が上の部分を刺激し、その代わりに前帯状皮質の上の部分が扁桃体を抑制する。[*9] その結果、表向き合理的な前帯状皮質をベースとするネットワークは、中枢神経軸の三つの下位レベルへの影響を通して、あなたの感情や衝動に深く関わる。その間、一見不合理な扁桃体をベースとするネットワークは、皮質への影響を通して、あなたの評価、価値、戦略を構築するのを助ける。

こうした統合は、中枢神経軸に沿った神経群が動機的に意味のある情報に反応してお互いに同調し合い、同じリズムを刻むとき、瞬時に起こりうる。より一般的な見方をすれば、そうした統合は何年間もつづくことがありうる。あなたの「冷たい」ACCをベースとする動機と「温かい」扁桃体をベースとする動機が、あなたの重要な人生の領域で、どのようにしてともに働いてきたかを考えてみてもらいたい。たとえば、特別な助けを必要とする子どもを温かい気持ちで支援する場合、担当の教師とどのように協力し合っていったらいいかを冷静に見つめることが重要である。

一方、これらの二つのハブはお互いに協調しないこともあるし、引き合うこともある。たとえば、思春期の間、扁桃体をベースとするネットワークがしばしばACCをベースとするネットワークを圧倒する。あなた自身の動機に照らしてみた場合、両者のネットワークは同等の力をもっているだろうか？　比喩的な言い方をすれば、二つのネットワークは頭と心臓に当たる。それゆえ、どちらか一方ではなく、両者の力を養う必要がある。

意図と苦しみ

欲望は苦しみに導くと時々言われる。だがそれは常に正しいのだろうか？　欲望の領土は広範におよんでおり、願望、意図、希望、渇望などを含んでいる。欲望が苦しみに導くかどうかは二つの要因に依存する。一つは、渇望――何かを必要とせずにはいられない感覚――が関わっているかどうか、もう一つは何を求める欲望か、ということである。

最初の疑問に関して言えば、欲望自体は苦しみの源ではない。渇望はそうだ。あなたは結果を渇望することなく、何かを望んだり、意図したりすることができる。たとえば、渇望することなく、冷蔵庫から卵を取り出す決心をすることができる。第二の要因についていえば、意図は傷つけもするし、助けもするもろ刃の剣である。たとえば、三毒――貪欲、憎悪、妄想――は一種の意図である。快楽を摑んでしがみつき、痛みや気に食わないものに抵抗し、知らない物事を無視したり、ゆがめたりする。

有害な意図は、海馬によって放出される怒りや恐怖から、前頭前野皮質によって構築される巧みな資本回収のプランにいたるまで、脳のあらゆるレベルで働く。だが、寛大さ、親切心、洞察といった健全な性向にも同じことがあてはまる。それらは正当な理由をもった脳幹のエネルギーからPFCによって維持されている抽象的な理想にいたるまで、中枢神経軸に沿って上下にさざ波のように伝播する。だから、中枢神経軸の**あらゆるレベル**で良い意図を育み、それらを実行に移す強さを養うことが大切である。

強さを感じる

大学の休暇の際、わたしは一二人の子どもたちを連れて、ヨセミテ・ハイ・カントリーをバックパックを背負ってハイキングした。わたしたちは、道が消えている河のそばの岩だらけの場所でランチを食べるために止まるまで、一日中誰とも会わなかった。ランチを食べた後、森へと向かい、再び道を見つけた。一マイルほど行ってから、一人の子どもが河べりにジャケットを忘れてきたことに気づいた。わたしは自分が取ってくると言い、数マイル先のキャンプ地で会おうと言った。バックパックを道の脇に置き、ランチを食べた場所に戻ったわたしは、辺りを見回してジャケットを見つけた。

　ところがまた道を見失ってしまった。大岩がひしめく中をしばらく捜し回った挙げ句、わたしは本当に参ってしまった。午後も遅くなっており、人がいるのは数マイル先だった。すでに冷え冷えとしていた。わたしはＴシャツ一枚とジーパンといういでたちのまま、高度六〇〇〇フィートの高地で、一晩過ごすことを考えた。そのとき、わたしは未だかつて味わったことのない強烈な感覚に打たれた。生き残るためにならば何でもする鷹のような野生動物になった気分だった。わたしは何とかこの難局を切り抜けようと決心した。新たなエネルギーに充電されたわたしは、捜す範囲を広げて大岩をよじ登り、ついに道を発見した。そしてその晩、遅くにキャンプ場にたどり着いた。その日の強烈な感情を、わたしは忘れたことがない。以来何度も力を引き出すために、そのときの感情に頼ってきた。

あなたは実際にどんなときに自分自身を強いと感じたことがあるだろう？　その体験はあなたの身体や感情や思考にとってどのようなものだっただろう？　強さはしばしば沈黙の中で感じられる。もっとも強いのは強引な押しの強さではなく、底知れない受容力である。わたしの知り合いでもっとも強い人間の一人は母親だった。母親は何があろうと自分の家族を世話しつづけた。

▼より強く感じる

強さは二つの主要な側面をもっている。エネルギーと決断力だ。あなたは、呼吸を少し速めたり、荷物を運ぶときのように肩を少し緊張させたりすることによって、エネルギーと決断力を強化することができる。力に関連する筋肉の動き——しばしば微妙な動きだ[*10]——に慣れ親しんでもらいたい。感情を顔で表現するとその感情が高まるように、強さを誇示する筋肉の動きを実際にしてみると、強さを経験しやすくなる。

故意に強さの感覚を呼び起こす習慣を身につけよう。他人や何かを支配するためではなく、あなたの意志を強化するためだ。（次ページの「強いと感じるさまざまな方法」というエクササイズを参照）。強さの経験をパワーアップするために、中枢神経軸のすべての層に関わろう。まず、脳幹を刺激してエピネフリンやドーパミンをなんとしても放出させようとする内臓の筋肉の働きの感覚を思い出そう。強いことがどんなに良い気持ちかを思い出すことによって、大脳辺縁系の活動を活発にさせることも大切である。さらに、強いと感じる経験を言葉で自分自身に語りかけることによって、皮質のパワーを強化することも忘れないでもらいたい。たとえば、「わたしは強いと感じている」「強いことは良いことだ」といった言葉を自らに語りかけるのだ。こうして中枢神経軸のあらゆるレベルに、「強いことはすばらしい」という感覚を浸透させてもらいたい。そして、何らかの折に強さを感じたら——あなた自身が故意に喚起しようが、自然に湧き起こってこようがいずれでもかまわない——意識的にそれを取り込み、それが暗黙の記憶の中に浸透し、あなたの一部になるままに任せてもらいたい。

強いと感じるさまざまな方法

強さの感覚を見出し、強化する方法はたくさんある。以下に紹介するエクササイズはそれらの一部を探求するものだ。どうか好きなように活用してもらいたい。目は開けたままの方がよいだろう。あなたは目を開けている日常的な状況の中で強さを感じたいに違いないからだ。

深く息をし、自分自身に注意を向けてもらいたい。心の中を通過していく思考に気づいてもらいたい。それらに関わりあう必要はない。自覚の中を何が通過していこうが、自分は大丈夫なのだという強さを意識しよう。

では、身体の活力を感じてみよう。あなたの呼吸がいかに独自の強さをもっているかに注意しよう。筋肉の力を感じ、どんな方向にも動ける自分の能力を感じてもらいたい。あわせて、身体の中の動物の強さも感じてもらいたい（ある意味でそれは弱々しいかもしれない）。

実際にあなたが自分を強く感じたときを思い出そう。できるだけ強烈にその状況を想像してもらいたい。あなたが経験した強さの感覚を思い出すのだ。呼吸の強さ、腕や脚のエネルギーを思い出してほしい。それと同じ強さが今日あなたの強力な心臓の中で脈打っている。何を感じようと大丈夫である。自分は強く明瞭で決断力があるという感覚に心を開きつづけてもらいたい。強いと感じることがどれほど気持ち良いことかに注意するのだ。強さをあなたの全身に浸透させよう。（もしあなたが望むなら、他にも強いと感じたときのことを思い出してもらいたい）。

そして、強いと感じつづけながら、あなたを支えている人やグループを思い出すのだ。できるだけリアルに思い出してほしい。その人物の顔や声をリアルに想像するのだ。自分が支えられ、重んじられ、信じられていると想像しよう。支えられているという感情がどのようにあなたの強さの感覚を後押しするかを感じ取ってもらいたい。強いと感じることがどれほど気持ち良いことかに注意するのだ。強さをあなたの全身に浸透させよう（これを、あなたを支えてくれる他の人物のためにも繰り返してもらいたい）。浮かんでくる他の感情にも気をつけよう。もしかしたら正反対の弱さの感覚が浮かんでくるかもしれない。何が浮かんできても大丈夫である。ただ、それに気づき、あるがままに浮かんできて消えていくのに任せよう。そして自分は強いという感覚に注意を戻してもらいたい。最後に強さの感覚にとどまったまま、困難な状況を思い浮かべよう。強さをしっかりと保ったまま、その困難な状況の周辺に広がる広大さを感じるのだ。あなたが安定して強いと感じつづけている間、困難な状況をあるがままに存在させてもらいたい。強くあってもらいたい。だが摑んだり、戦ったりする必要はない。すべての問題は空に浮かぶ雲のように、意識の中を浮かんで通り過ぎていく。ゆとりを持ち、リラックスし、楽に構えよう。あなたの呼吸の中に、自覚の中に、心の明晰さの中に、全身の中に、良き意図の中に強さを感じよう。

一日中、強さの感覚に注意を払っていてもらいたい。強さを感じることがいかに気持ち良いことかに気づくのだ。そして強さをあなたの全身に行き渡らせてもらいたい。

第6章　まとめ

▼苦しみの原因をまず冷ますことと、幸せの原因を温めることが両方とも大切である。明白な目標をともなうしっかりした意図は、長時間維持される強さを含んでいる。あなたの脳の中で作用する大半の意図は自覚の外で働く。

▼簡単に言えば、あなたの脳は中枢神経軸に沿って四つのレベルで進化した。これらのレベルはともに働いて、あなたを動機づける。中枢神経軸に沿って下から上に脳幹、間脳、大脳辺縁系、皮質が並んでいる。

▼概して、中枢神経軸の下にいけばいくほど、反応は速くて強烈に、そして自動的になる。上にいけばいくほど、反応は遅くなり、強烈さを欠き、熟慮されたものとなる。とくに、もっとも最近進化したレベルである皮質は、実際に未来を考慮する能力を高める。普通、展望が長くなればなるほど、賢明に意図を働かせることができる。

▼中枢神経軸は二つのハブを持っている。前帯状皮質（ACC）と扁桃体だ。ACCをベースとするネットワークは、上意下達式の中央集権化された合理的な動機を扱い、扁桃体をベースとするネットワークは下意上達式の反応しやすい情熱的な動機を扱う。

▼これら二つのネットワークは絡み合っている。たとえば、「論理的」なACCをベース

とするネットワークがあなたの感情の流れを導き、「感情的」な扁桃体をベースとするネットワークがあなたの価値観や世界観を形作る。

▼比喩的に頭と心臓にあたる二つのネットワークは、お互いに支え合うこともあるし、ぎこちなく同調しないこともある。あからさまな葛藤の中で戦うこともある。理想を言えば、あなたの意図することは中枢神経軸のすべてのレベルで同調しなければならない。そのときもっとも力を発揮する。

▼意図は欲望の一つの形態である。欲望そのものは苦しみの源ではない。渇望がそうなのだ。鍵は結果に拘泥しない健全な意図をもつことだ。

▼内的な強さは寡黙な忍耐を含むさまざまな形でやってくる。あなたの身体の中で強さがどのように感じられるかに親しもう。そうすれば、再びそれを呼び起こすことができる。故意に強さの感覚を刺激し、それらの神経の道を作ろう。

第7章　平常心

平常心とは完璧にバランスの取れた心の揺るぎない状態である。
ニャナポーニカ・テーラ（ドイツ出身のスリランカの仏教僧）

あなたの心が玄関——人々が汚れたブーツや、滴の垂れるコートを置くところ——を備えた家に似ていると想像しよう。**平常心**でいれば、「餌」を摑もうとしたり、「鞭」を遠ざけようとしたりする最初の反応が心の玄関に残され、あなたの心の内部は明瞭で清潔なまま、平和でありつづける。

「平常心（equanimity）」という言葉は、「落ち着いた（even）」と「心（mind）」を意味するラテン語から来ている。平常心でいれば、心を通過していくものがゆったりとした空間に抱かれているので、あなたは落ち着いたままバランスを失うことはない。

脳の古代的な回路（爬虫類の脳を指す）は絶えずあなたをあれやこれやの反応に駆り立てる。平常心はあなたの回路のブレーカーである。物事に感情的に巻き込まれるのを防ぐことによって苦しみの連鎖を断ち切るのだ。

一度、瞑想のリトリート（訳者注：静かなところにこもって集中的に行《ぎょう》を行うこと）から帰宅したときのことだった。夕食の食卓に着くと、すぐ子どもたちが例によって口論をしはじめた。普段ならわずらわしく感じるのだが、リトリートで心が平常心になっていたため、子どもたちの声が野球場のはるか頭上の観覧席から聞えて来るファンの叫びのように聞こえた。わたしはずっと下にいて、それに乗っ取られることはなかった。

心理学者は、ドアの呼び鈴のようにあなたの注意を引きつける状況の側面を「要求する特徴（demand characteristics）」と呼ぶ。平常心でいれば、どのような状況でも、「特徴」はあっても「要求」はしない。

平常心は無感覚でも無関心でもない。あなたは温かい気持ちで世界と接し、わずらわされてはいない。平常心は反応しないことを通して、思いやりや慈悲、他人の幸運を喜ぶ気持ちなどを許容する大きなスペースを生み出す。

たとえば、仏教の師カマラ・マスターズは夜明けにガンジス河をボートで下った話をしている。左手には、太陽に照らされて美しいバラ色に輝く古代の塔や寺院があった。右手では、火葬の薪が燃え、嘆き哀しむ声が煙とともに上がっていた。彼女は平常心を保って心を大きく開き、左手にある美と右手にある死を両方を受け入れた。あなたも大きな衝撃をもたらす状況に直面したとき——たとえば、あなたやあなたの親友が愛する人を失ったとき——同じような冷静さをもって中心を保ち、寛大なままでいることができる。

平常心の味

お望みなら、平常心の味を味わうために少し時間を取ろう。それは深い瞑想を通して得られるようなすべてを包み込む感覚ではないだろうが、冷静さ、明晰さ、平和な感覚をもたらしてくれるだろう。

リラックスしてもらいたい。お腹や胸、あるいは上唇の周辺の呼吸の感覚に集中することによって、数分かけてあなたの心を安定させよう。刻々と変化するあなたの経験の情調——楽しい、不快、どちらでもない——に集中しよう。

生じてくるすべてのものを公平に眺める感覚や、何事にもわずらわされずにリラックスして楽に存在する感覚を味わおう。生じてくるものは何なりと受け入れ、仲良くしよう。心がますます安定し、鎮まり、落ち着くのに任せよう。

音に気をつけよう。聞くものにとらわれることなく聞こう。感覚に気をつけよう。知覚するものにとらわれることなく感じよう。思考に気をつけよう。考えることにとらわれずに考えよう。

楽しい感情や不快な感情、楽しくも不快でもない感情がどのようにして生じて消えていくかに注意しよう。それらは絶えず変化しており、幸福の信頼できる基盤にはなりえない。

通り過ぎていく思考や感情を、それらと同一化することなく自覚しよう。それらを所有する必要はない。通り過ぎていく思考や感情を、それらに反応することなく自覚しよう。だんだんそれらから離れていくことに注意してもらいたい。快楽に傾くことが少なくなり、痛みから退くことも少なくなる。

楽しいことの中には楽しみだけがあり、何の反応も付け加えられない。不快なことの中には不快さだけがあり、何の反応も付け加えられない。楽しみでも不快でもないものの中には、中立さだけがあり、何の反応も付け加えられない。それがえり好みしない心である。自覚するにとどめ、反応から自由になるのだ。

平常心のままでいてもらいたい。しっかりと呼吸をし、気持ちを楽にもち、だんだん深い平常心の層へと降りていくのだ。できれば荘厳な自由や満足や平和を感じてもらいたい。

もしまだ開いていないなら、目を開けよう。平常心の中に視覚的な感覚を持ち込もう。あなたの視界を横切るものが楽しいことであれ、不快なことであれ、そのいずれでもないことであれ、えり好みをしない心を探求しよう。瞑想が終わったら、身体を少し動かそう。身体の感覚が、楽しいものであれ、不快なものであれ、そのいずれでもないものであれ、えり好みをしない心を探求しよう。

日々の生活の中で、平常心を保つことがどのような感じかに注意してもらいたい。

平常心の脳

あなたは平常心を保っているとき、楽しい経験を追いかけたり、嫌な経験を押し退けたりしない。むしろ経験の周りに一種のスペースをもっている。それがあなたと経験の情調との間の緩衝材として働く。そのような存在の仕方は前頭前野皮質による標準的な感情のコントロール──大脳辺縁系の活動を抑制したり、指揮したりすること──によって実現されるものではない。平常心でいるときには、大脳辺縁系は「望む」ままに発火できる。平常心でいることの重要な点はそうした活動を減少させたり、迂回させたりすることではなく、単にそれに反応しないだけなのだ。これは脳にとって非常に珍しい行動である。なぜなら、脳は大脳辺縁系の信号、とりわけ楽しい感情や不快な感情の波動に反応するよう進化によってデザインされているからだ。平常心でいるとき、神経学的に何が起こっているのだろう？　平常心と脳との関係を探ってみよう。

理解と意図

平常心でいるとき、あなたは経験が一過性のものであり、完全ではないことを見抜く。あなたの狙いは**迷いから覚めたまま**でいること、つまり快楽や痛みによって投げかけられる呪文から自由でありつづけるということだ。仏教でよく言われる「迷いから覚める」という表現は、人生に失望することでも不満を抱くことでもない。ただ見かけの魅力や恐怖を見抜き、いずれによっても惑わされないことを意味する。

理解および意図は両方とも前頭前野皮質に根ざしている。平常心を保とうとする意図は中枢神経軸にある前帯状皮質（ＡＣＣ）のハブに依存する。

心の大きな安定性

平常心でいるためには、心の中を通り過ぎてゆく思考や感情にとらわれることなく、自覚しつづけなければならない。それには、とりわけ初期の段階では、前帯状皮質の監視が必要となる。落ち着きの度合いが深まると、努力しなくても集中力が持続すると瞑想家は報告する。これはおそらくＡＣＣの活動が低下することや、自覚の神経基盤の自己組織能力が安定することと関連している。

意識のグローバルなワークスペース

平常心のもう一つの側面は、異常なほど広がった**意識のグローバルなワークスペース**である※。[*1] これは自覚の対象を取り巻く広大なスペースの感覚を神経的に補充するもので、大きな領域にまたがって何十億ものニューロンが一秒間に三〇回から八〇回律動的にともに発火する安定したガンマ波の同期によって可能となる。面白いことに、この変則的な脳波パターンは、瞑想の修行を積んで平常心を獲得したチベットの僧に見られる。[*2]

(※訳者注：グローバルワークスペース理論――アメリカの神経科学者、バーナード・バースが提唱した理論。機能メタファーとして脳の中に劇場を想定する。意識化されるには容量に制約のあるワークスペース〈作業空間〉という舞台で、注意のスポットライトで照明される必要がある。この舞台の上でさまざまな心的機能が相互に協調・抑制してワークスペースを奪い合うようにはたらくことによって意識が生み出されると考える)

ストレス反応のシステムを鈍らせる

大脳辺縁系と副腎皮質系と交感神経系は循環的な方法でお互いに反応する。たとえば、何か恐ろしいことが起こると、あなたの身体は活発になる傾向がある（心拍数の増加や手のひらに汗をかくことなど）。そうした身体的変化は大脳辺縁系によって脅威の証拠として解釈され、恐怖の反応の悪循環を生み出す引き金となる。あなたは副交感神経系を活性化することを通して、そのようなストレス反応の悪循環を阻止することができる。瞑想によって平常心を養うトレーニングを行うのも一つの方法だ。

平常心がもたらすもの

時がたつにつれ、平常心は心の奥の静けさへと深まっていく。それが瞑想に没頭することの決定的な特徴である。[*3] 平常心で日常生活を送れるようになると、大きな利益がもたらされる。楽しいことにも不快なことにも踊らされずに、ただそれらのことと、ともにいることができるようになれば、少なくとも一時的に苦しみの連鎖を断ち切ることができる。それはこの上ない祝福と自由である。

平常心を育む

完璧に平常心でいるのは、心にとっても脳にとってもまれなことであるが、その基本的感覚は日常生活の中で経験できるし、訓練によって育むこともできる。平常心でいるときの神経の動きを調べてみたところ、そのような心の状態を助長する方法がたくさんあることがわかった。

理解

報酬は一過性のものであり、実際にはそれほどすごいものではないのが普通である。苦しい経験もまた一時的なものであり、それほど不快なものではない。楽も苦も執着するほどの価値はない。さらに、あらゆる出来事は先行する無数の要因によって、他にはあり得ないような形で決められていることを考慮してもらいたい。これは宿命でも絶望でもない。あなたは未来を変えるために行動を起こすことができる。そうであっても、未来を形作る要因のほとんどは、あなたの掌中にはないことを覚えていてもらいたい。何もかも正しくやったとしても、ガラスは壊れるだろうし、プロジェクトは行き詰まることもあるだろう。インフルエンザにかかることだってあるだろうし、友達の動揺が収まらないこともあるだろう。

意図

平常心を求める大切な理由を忘れないでもらいたい。あなたは渇望から、そして渇望がもたらす苦しみからもっと自由になりたいのだ。経験の情調を自覚し、その周囲にスペースを作り、それに反応せずにあるがままに受け入れる意図をもっていることを思い出してもらいたい。そのことを心に保っているために、「平常心」と書いた付箋をコンピューターか電話の近くに貼っておこう。さもなければ、美しい静かな風景の写真を活用してもよい。

心の安定性

11章と12章では、安定した落ち着きを養うためのさまざまな方法を探求するつもりだ。心が安定してきたら、ニュートラル（中立的）な感情にとくに注意を払ってもらいたい。楽しい感情や不快な感情を喚起する刺激は、ニュートラルな感情を喚起する刺激よりも、脳の活動を活発にさせる。なぜなら、考えることや反応することがよりたくさんあるからだ。脳はニュートラルな刺激にあまり注意を払わないのが自然なので、それらに注意を払いつづけるためには、意識的に努力しなければならない。あなたの心は経験のニュートラルな側面に敏感になることを通して、それらとともにとどまることをより快適に感じるようになり、報酬を探し求めたり、脅威に警戒したりすることが少なくなる。そのうちに、わたしの教師であるクリスティーナ・フェルドマンが述べているように、ニュートラルな感情の情調が「平常心への入り口」になる可能性がある。

広大な自覚

あなたの心のコンテンツが、自覚の広大な開放空間を流星のように通過していくところを想像してもらいたい。経験の情調はこの空間を通り過ぎていくまた別のコンテンツにすぎない。それらを取り囲む無限のスペースはわずらわされることも、影響されることもない。自覚の空間は心のあらゆるコンテンツが来ては去っていくのを許す。思考は単なる思考にすぎない。音は単なる音にすぎない。状況は単なる状況にすぎない。そして、人々は単なる自分自身であるにすぎない。アジャン・スメドはチサースト修道院での話の中で「一時的で不安定な状態に踊らされずに、気づいていることを信頼しなさい」[*4]と語った。

静けさ

静けさは情調に基づいて行動しないことに関わっている。たとえば、あなたは楽しいからという理由だけで、無意識にそれに近づかない。禅宗の第三代宗主は、「好みを捨てれば、道は開ける」[*5]と語った。一日のうちに少し時間を取って、たとえ一分間でもいいから、何かのために、あるいは何かに抗して、意識的に好みを手放してもらいたい。次にその時間をどんどん延ばしていってもらいたい。そうすれば、あなたの行動は快い情調や不快な情調への反応である欲求によってではなく、あなたの価値観や徳によってますます導かれるようになるだろう。

静けさは副交感神経の活性化を含んでいる。それを促進する方法については5章で学んだ。自分の中に強烈な欲望や憎悪（広い意味で）を喚起する状況のリストを作ろう。比較的に穏やかな引き金になるものからはじめ、だんだん強烈なものをリストアップするといいだろう。

リストを作り終えたら、それらの状況を前にしたときに、静けさを保つことに注意を集中してもらいたい。比較的簡単な状況からはじめた方がいいだろう。5章で学んだように、大く息を吐くとか、恐怖に集中するとか、避難するといった手法を活用すれば静けさを保つことができるだろう。

どんなに困難な環境の中でも、内的平和を維持することは明らかに可能である。ここでフィールドはまったく違うが、「平常心」を理解する助けになる二つの例を紹介しよう。

ジョー・モンタナ（訳者注：史上最高のクオーターバックと称されているNFLの選手）がフォーティーナイナーズを引き連れてダウンフィールドを走っているとき、三〇〇ポンドのディフェンスのラインマンが彼めがけて突進し、彼のことを地面に押し倒すところを想像してもらいたい。試合が熱を帯び、絶望的になればなるほど、ジョーはクールになったとチームメートは言っている。そのクールさが「モンタナ・マジック」と呼ばれる数々の華麗な逆転劇を生んだのだ。

一九五〇年に他界したインドの聖者、ラマナ・マハルシを思い出してもらいたい。晩年彼は腕にガンを患った。きっと痛かったに違いないが、最後の日々、穏やかに人々を愛しつづけた。一度、自分の腕を見て、美しい笑いを浮かべながらこう言ったという。「あわれな腕よ」。

仏教は人生のさまざまな状況を言い表すための比喩をもっている。それらは八風（快楽と苦痛、称賛と非難、利益と損失、評判と悪評）と呼ばれる。より平常心でいると、これらの風はあなたの心にさほど影響をあたえなくなる。あなたの幸福はますます無条件なものとなり、悪い風の代わりに良い風を摑むことに駆り立てられなくなる。

第7章　まとめ

▼平常心とは「第一の矢」に反応しないことを意味する。

▼平常心は経験の情調との間に緩衝装置を生み出し、あなたがそれらに渇望をもって反応しないようにする。平常心は情調から渇望へ、渇望から執着へ、執着から苦しみへと移

っていく心の通常の動きを阻止するブレーカーに似ている。

▼平常心は冷たさでも無関心でも無感覚でもない。あなたは世界に存在しているが、世界によってわずらわされてはいない。平常心の広がりは慈悲、親切心、他人の幸福を喜ぶことの大きな支えになる。

▼日々の生活や瞑想の中で、経験の情調に集中し、それらに惑わされないようになることによって、平常心を深めてもらいたい。来て去っていく感情は、追いかける価値もないし、抵抗する価値もない。

▼平常心は尋常ではない脳の状態である。それは前頭前野皮質による大脳辺縁系の抑制には基づいていない。むしろそれは大脳辺縁系に反応しないことに関わっている。これはおそらく次の四つの神経の状態に依存している。

- 理解を深め、意図を強化するための前頭前野皮質と前帯状皮質（ACC）の活性化。
- 最初にACCの監視によって、次に自己組織化によって駆動される心の安定性。
- 心の中に広大さを生み出すための脳のさまざまな部分のガンマ波による同調。
- ストレス反応システムをそれ自身の反応に反応させる悪循環に陥らせる大脳辺縁系／交感神経系／副腎皮質系のフィードバック・ループを抑制するための副交感神経系の活性化。

▼本章で要約した手法を使えば、平常心の神経的な基盤を強化することができる。それら

の手法に関しては、本書の随所で詳細に論じている。平常心の神経学的な基盤を強化できれば、あなたの幸福はますます無条件で揺るぎないものとなるだろう。

パート3

愛

第8章　愛と憎しみの狼

すべて感覚ある生き物は、楽しいという感覚に導かれ、自然淘汰を通して発達した。とりわけ親睦をはかることや家族を愛することによって得られる楽しさは強力だった。

チャールズ・ダーウィン（博物学者）

一度、なぜそんなにも賢く、幸せで、尊敬されるようになったか尋ねられたネイティブ・アメリカンの長老についての話を聞いたことがある。彼女はこう答えた。「わたしのハートの中には二匹の狼が住んでいます。愛の狼と憎しみの狼です。すべては、日々わたしがどちらに餌をやるかにかかっています」。

この話を聞くと、いつもわたしは少し震えてしまう。それは謙虚な気持ちを抱かせると同時に希望を抱かせる。愛の狼は大変人気があるが、わたしたちの中に憎しみの狼をかくまっていない者がいるだろうか？　憎しみの狼のうなり声は遠くで起こっている戦争でも聞くことができるし、家の中でも聞くことができる。わたしたちは愛する者にさえ怒りや攻撃性を向けることがあるのだ。

長老の話はまた、わたしたちが悪意や軽蔑心や攻撃性を抑制し、共感や思いやりの気持ちを育む能力をもっていることをほのめかす。

①これらの狼とは何だろう？　どこから来たのだろう？

②また、どうすれば愛の狼を養い、憎しみの狼を飢えさせることができるのだろう？

本章では最初の疑問について考える。本章につづく二つの章では、二番目の疑問を探求したい。

社交性の進化

憎しみの狼の方が新聞の見出しを飾ることが多いが、愛の狼はよりパワフルになるように、またあなたの内奥の性質の核になるように、進化によって丹念に育てられてきた。古代の海の小さな海綿体から今日の人類に至るまでの長い進化の行進の中で、同じ種の他の成員と仲良くすることは、生き残っていく上で大きな助けとなってきた。動物の進化の過去一億五〇〇〇万年の旅の間に、社交的な能力の有益性が、脳の発達を促すもっとも強力な要因になったことは間違いない。過去、あなたもその恩恵にあずかっている三つの大きな進化的飛躍があった。

脊椎動物

最初の原哺乳類はおそらく一億八〇〇〇万年前頃に生息していた。そのおよそ三〇〇〇万年後、最初の鳥類が出現した（これらの年代は曖昧な化石の記録によるものなので、おおよそのものである）。哺乳類と鳥類は爬虫類や魚類と同じような生存の課題——過酷な環境や飢えた捕食動物——に直面する。だが、哺乳類や鳥類は体重に比例して、より大きな脳をもっている。なぜだろう？　爬虫類や魚類は普通子どもの面倒を見ない。実のところ子どもを食べてしまうこともある。爬虫類や魚類はパートナーをもたずに生きていくのが普通なのだ。

それに対して、哺乳類や鳥類は子どもを育てる。多くの場合、どこかの時点でつがいを形成する。神経科学の用語を使うなら、良き伴侶を選び、食べ物を分かち合い、子どもを育てる「計算に必要な条件（computational requirements）」は、哺乳類や鳥類においてより多くの神経の処理を必要とした[*1]。リスやスズメはトカゲやサメよりも賢くなければならない。プランを立て、コミュニケーションをし、協力し合い、交渉するのが上手でなければならないのだ。これらは人間のカップルが親になるときに、とりわけ伴侶としてとどまりたければ重要であることを発見するスキルである。

霊長類

脳の進化の次の大きなステップは、およそ八〇〇〇万年前に出現した霊長類で起こった。霊長類の決定的な特徴は社交性にすぐれていた（いる）ことだった。たとえば、サルや類人猿は一日の六分の一まで同じ群の仲間の毛づくろいをして過ごす。興味深いことに、バーバリーマカク（オナガザルの一種）の研究では、毛づくろいをする方のサルがされる方よりもストレスから解放される度合いが高かった*[2]（わたしは、妻に背中をかいてもらうためにこの研究成果を利用しようとしてきたが、今までのところ妻は取り合ってくれない）。霊長類の雌と雄の双方にとって、関係のスキルを反映する社会的成功がより多くの子孫を残すことにつながるというのが進化の基本線になっているのだ*[3]。

事実、霊長類が社交的――子育てをするグループの規模、毛づくろいをするパートナーの数、ヒエラルキーの複雑さなどによって推し量られる――になればなるほど、皮質が脳の他の部分に比べて大きくなる*[4]。より複雑な関係性はより複雑な脳を必要とするのだ。

さらに大型の類人猿――チンパンジー、ゴリラ、オランウータン、人類を含むもっとも近代的な霊長類――だけが進歩した社交能力を支える注目すべきニューロンである紡錘形神経細胞を発達させた。[*5] たとえば、同じ群れの他のメンバーが動揺すると必ず慰める。そのような行動は他の霊長類の間では珍しい。[*6] チンパンジーはわたしたちと同じように、笑ったり泣いたりする。[*7]

紡錘形神経細胞は帯状皮質や島にのみ見出される。このことは、これらの部分や、共感および自己意識といったその機能が、過去数百万年、強力な進化の圧力を受けてきたことを示唆している。[*8] 換言すれば、良い関係を築くことによってもたらされる利益が霊長類の脳の進化を推し進める助けになってきたのだ。

人類

およそ二六〇万年前、ヒト科の祖先が石器を作りはじめた。[*9] それ以来、脳は同量の筋肉に比べ、三倍もの新陳代謝の資源を使うにもかかわらず、三倍の容量に膨れ上がった。[*10] この脳の肥大化は、赤ん坊の大きくなった脳が産道を通過できるよう、女性の身体の進化を促してきた。[*11] そうまでして脳が急速な成長を遂げたのは、大きな生存の利益をもたらしたからに違いない。大きくなった脳の大半は、社会的、感情的、言語的、概念的な処理に使われている。[*12] たとえば人間は他の大型類人猿よりも多くの紡錘形神経細胞をもっている。これらは帯状皮質や島——社会的、感情的知性にとって重要な二つの領域——から脳の他の部分に走る一種の情報のスーパーハイウェイを生み出す。[13] 成人のチンパンジーは二歳の人間の子どもよりも、物理的世界を理解することに長けているが、人間の子どもはすでに関係性においてはるかに優れている。[14]

この神経進化のプロセスは遠い昔のことのように思えるかもしれないが、わたしたちの日々の生と死の葛藤の中で、多くの役割を演じてきた。およそ一万年前に農業が出現するまでの数百万年の間、わたしたちの祖先は狩猟採集民として暮らしていた。集団の人数は一五〇人に満たないのが普通だった。[15] 彼らは、捕食動物を避けて食べ物を捜し、乏しい資源を巡って他の群れと競争しながら、群れの中で主として子育てを行った。そうした厳しい環境下で、同じ群れの他のメンバーと協力し合った者たちは、普通長生きし、より多くの子孫を残した。[16] さらに、チームワークの良い群れは食べ物獲得競争において勝利を収め、生き残って遺伝子を後世に伝えた。[17]

チームの平均打率のちょっとした違いが、シーズンを通せば大きな差になるように、一つの世代でのちょっとした遺伝の優位性が時を重ねれば大きな違いになるのだ。[18] 初めて道具が発明されて以来、一〇万世代以上にわたって、社交性の能力や協力し合う傾向を育んだ遺伝子が人間の遺伝子プールの中で優位性を保ってきた。その結果、人間は種独自のさまざまな特徴を培ってきた。その中には、利他主義、[19] 寛大さ、[20] 名声に対する関心、[21] 公平さを求める気持ち、[22] 言語、[23] 許し、[24] 徳性と宗教[25] などが含まれる。

共感の回路

強力な進化のプロセスは、協調関係を育む能力や性向を生み出すために、あなたの神経系を形作ってきた。つまり、あなたのハートに、大きな親しみ深い狼を養ってきたのだ。関連する神経回路は、この社交性をベースにして、他人の心を感じ取る能力、すなわち共感する能力を支えている。共感というものがまったくなければ、わたしたちは他人と肩をすり合わせながらも基本的に孤独な蟻や蜜蜂と同じような人生を送ることになるだろう。

人間は地球上でもっとも共感能力に優れた種である。わたしたちの顕著な能力は他人の行動、感情、思考を刺激する三つの神経系に依存している。

行動

あなたの脳の知覚運動系の回路網は、あなたが行動するときにはもちろん、他の誰かが行動し、身体で何かを感じているときにも、発火する。[*26] 実際、これらの神経回路は他人の行動を映し出す。それゆえ、ミラーニューロンと呼ばれている。

感情

あなたが恐怖や怒りといった強い感情を覚えると、島や島と結びついた回路が活性化する。他人、とくにあなたが気にかけている人が、同じような感情を感じているのを見ても、それらは発火する。あなたが自分自身の感情や身体の状態を自覚すればするほど、あなたの島や前帯状皮質が活性化する。そして他人の心を読むのがうまくなる。[*27] 実際に、あなたの感情を生み出す大脳辺縁系の回路も他人の感情を理解することに手を貸す。したがって、脳卒中などで感情表現がうまくできなくなると、他人の感情を理解する力も損なわれる。[*28]

思考

心理学者は他人の心の働きを類推する能力を言い表すのに、「心の理論（ＴｏＭ）」という用語を用いる。ＴｏＭの能力に関与していると考えられる脳の部分は、進化的に見て最近発達した前頭葉や側頭葉である。[*29] ＴｏＭの能力は三歳から四歳頃に初めて現れ、一〇代の終わりから二〇代の初め頃、前頭前野皮質の髄鞘形成——神経信号の伝達速度を加速させる軸索の絶縁——が完了するまで完全には発達しない。[*30]

一部の学者はチンパンジーにもＴｏＭの能力があると主張しているが、それに批判的な学者もいる。自閉症のようなコミュニケーション不全の発達障害は、心の理論の発達が遅れていることに一つの原因があると考えられている。他人の行動と感情と思考を追跡するこれら三つのシステムはお互いに助け合うことで、他人が何をどう感じて行動しているかを内側から理解するのを助けてくれる。次章ではＴｏＭの能力を強化するさまざま方法を取り上げたい。

愛と愛着（アタッチメント）

人間の脳が進化し、大きくなればなるほど、子ども時代が長くなった。[*31] その結果、初期の人類の群れは、子どもを育て、群れの遺伝子を受け渡していくのに必要な村を維持していくために、長年、村人を結び付けておく方法を発展させなければならなかった。[*32] それを達成すべく、脳は愛と愛着を生み出し維持するための強力な神経回路と神経化学物質を獲得した。

それが、あなたの心が恋愛、心痛、深い愛情、家族との絆といった経験を築いてきた物質的な基盤である。もちろん愛は脳だけで語り尽くせるものではない。文化、ジェンダー、個人的な心理なども重要な役割を果たす。にもかかわらず、発達神経心理学の多くの研究は、愛がなぜ道を踏み外すことがあるのか、どうすれば過ちをただすことができるのかに光を当ててきた。

恋愛は楽しい

恋愛はほとんどどのような文化にも見られる。ということは、それがわたしたちの生物学的な、さらには生化学的な性質に深く根差していることを示している。[*33] 絆づくりや愛の神経化学には、エンドルフィンやバソプレシンが関わっているが、主要な役割を果たしているのはおそらくオキシトシンだろう。[*34] この神経修飾物質とホルモンは、思いやるとか大事にするという感情を生み出す。それは女性にも男性にもあるが、女性の方が多い。オキシトシンは目と目のコンタクトを促し、[*35] 信頼を培い、[*36] 扁桃体の興奮を鎮め、接近行動を促し、[*37] ストレスのかかった女性の中で「世話&友情（tend-and-befriend)」行動を支える。[*38]

のぼせあがりや長期の愛着を扱う神経回路ははっきりしている。[*39] 恋愛の初期の段階では、関係がドーパミンをベースとする神経回路がもたらす報酬に左右されるのは自然なことである。[*40] 後に、オキシトシンとそれに関連する回路網に頼るもっと広い安定した満足の方へと徐々にシフトしていく。それでも、深く愛しつづける長期のカップルの場合、ドーパミンがそれぞれのパートナーの脳の快楽中枢を刺激しつづける。[*41]

失恋はつらい

わたしたちは愛の楽しみを追いかける一方で、愛が終わる苦痛を避けようとする。恋人同士が別れると、大脳辺縁系の一部が発火する。それは大きな損失をこうむる可能性のあるリスクの高い投資をしたときに活性化する部分と同じである。[*42] 身体的苦痛と社会的苦痛は重なり合う神経系に基づいている。[*43] 文字通り、拒絶されると傷つくのだ。

子どもと愛着

神経生物学的な要因が心理的、文化的、状況的な影響力と結びついたとき、しばしば子作りにつながる。ここでもまた、オキシトシンが母と子の絆を強める働きをする。子どもたちは愛すべき存在になるように進化してきたし、親たちは愛する存在になるよう進化してきた。というのも、強い愛着が自然の中で生き残っていく上で有利だからである。愛着のシステムは子どもと両親との間に強い絆を築くために、複数の神経系――共感、自己意識、注意、感情の制御、動機などを扱う神経系――を利用する。[*44] そして、子どもが面倒を見てくれる人と繰り返しする経験が、これらの神経系を形作る。そして、子どもが他人と関係する仕方や自分自身をどう捉えるかを決めていく。

だが、親子の絆は必ずしもスムースに形成されるとは限らない。というのも、絆づくりのための経験は、子どもたちがまだ幼くてもっとも傷つきやすく、親たちがもっともストレスを抱え、消耗しているときに起こるのが普通だからだ。[*45]それゆえ、かなりの試練となるのだ。人間の親子関係は動物王国にあっては独特である。それはわたしたちが大人になったとき、どのように愛を追いかけ、表現するかを決めるパワーをもっている。次章では、あなたがどのように愛されてきたかを探っていきたい。

憎しみの狼

進化は、わたしたち人間が愛をもって協力し合い、共感し合うように圧力をかけてきた。それなのになぜ人間の歴史は、利己主義や残忍さや暴力に満ちているのだろう？

それには確かに経済的、文化的要因が一役買っている。にもかかわらず、さまざまな社会――狩猟採集社会、農業社会、工業社会、共産主義社会、資本主義社会、東洋、西洋――を通して、ほとんどの場合、基本的に同じ態度が見られる。「内輪」に対する忠誠と保護、「よそ者」に対する恐れと攻撃性が見られるのだ。わたしたちはすでに、「内輪」に対するそうした姿勢が、わたしたちの性質の中に深く埋め込まれているのを見てきた。ここでは、「よそ者」に対する恐れや攻撃性が、どのようにして発達したかを調べてみたい。

不潔で野蛮

わたしたちの祖先は何百万年もの間、飢えや捕食動物や病にさらされてきた。事態をさらに悪化させたのは、気候の大きな変動が大干ばつや氷河期をもたらし、乏しい資源の奪い合いをやむなくさせたことだ。人類の人口は毎年約二パーセント上昇する可能性を秘めていたが、こうした厳しい状況が人口のレベルを横ばい状態にさせつづけた。[*46]

そうした厳しい環境の中では、同じ部族の内部では協力的で、他の部族に対しては攻撃的であるのが遺伝的に有利であった。[*47]部族の内部では協力と攻撃は相乗的に発展した。うまく協力しあえる部族は攻撃の面でも成功しやすかった。部族間での攻撃は部族内での協力を必要とした。[*48]

協力や愛が複数の神経学的なシステムに頼るのと同じように、攻撃や憎しみも複数の神経学的なシステムに頼る。

- ほとんどとは言わないまでも多くの攻撃は、脅かされているという感情への反応である。それには、微妙な懸念や不安の感情も含まれる。扁桃体は脅威を記録することを主要な任務とし、「知覚」するものにだんだん敏感になっていくので、時がたつにつれ、多くの人はますます脅かされていると感じるようになり、攻撃性をつのらせていく。

• 一旦、SNS／HPA系（交感神経／視床下部―下垂体―副腎皮質系）が活性化し、あなたが逃げずに戦う決心をすると、戦いに備えて血液があなたの腕の筋肉に押し寄せる。そして、鳥肌が立って毛を逆立てさせ、潜在的な攻撃者や捕食動物に威嚇しているような様相を見せる。極端な場合には、視床下部が怒りの反応を引き起こす。

• 攻撃性は男女ともに高レベルのテストステロンと低レベルのセロトニンに関係している。

• 左脳の言語システムは右脳の視覚空間処理とともに働き、他人を友人、敵、気にかける必要のない人物に振り分ける。

• SNS／HPA系が活発に働く「熱い」攻撃はしばしば前頭前野皮質による感情の制御を圧倒する。「冷たい」攻撃においては、SNS／HPA系の活動が弱く、前頭前野皮質の活動が維持される。「復讐はすぐ実行するのではなく、時間をかけてゆっくりした方が効果的である」ということわざを思い出してもらいたい。

「内輪」の面倒を見、「よそ者」を恐れ、軽蔑し、攻撃するという姿勢は、わたしたちにとって馴染み深いものである。たとえば、わたしたちの祖先である狩猟採集民の部族が他の部族と絶え間なく衝突していたことを示す研究がある。このような小競り合いは近代戦のような衝撃や畏怖に欠けてはいたが、実のところはるかにもっと致命的だった。狩猟採集民の男性のおよそ八人に一人がこうした小競り合いで亡くなった。一方、二〇世紀の戦争で死んだ男性の数は百人に一人である。*49

わたしたちの脳はいまだに攻撃的な傾向をもっている。それらは校庭で徒党を組む小集団や会社での出世競争、家庭内暴力などで働いている（健全な競争や自己主張をしたり、あなたが気にかけている人々や信じている事実を擁護したりするのは、憎しみに満ちた攻撃性とはまったく別のものである）。大きな視点に立つと、わたしたちの攻撃的な傾向は偏見や抑圧、民族浄化や戦争といったものを引き起こす。しばしば攻撃性は「よそ者」を悪者に見立てることによって操作される。だが、そうした操作も、進化の歴史における集団間の攻撃性の遺産がなかったら、ほぼ成功しないだろう。

何を除外するか？

愛の狼が見る「内輪」のサークルはきわめて広い。他方、憎しみの狼はさまざまな制限を設けて「内輪」のサークルを狭めようとする。そのため、同じ国や種族の人たち、友人、家族だけを、そして極端な場合には、自分だけを「内輪」とみなし、恐ろしい「よそ者」に取り囲まれていると感じる。実際に、そのサークルは非常に狭いので、心の一部が他の部分を憎むということさえある。たとえば、自分は醜いと思っているゆえに、鏡を直視することができないクライアントをわたしは抱えていた。

禅の世界には、「何事も除外しない」という言葉がある。「意識から何事も除外しない」「実践から何事も除外しない」「ハートから何事も除外しない」など。「内輪」のサークルを狭めれば、当然、「何を除外するか？」という疑問が生じる。それは異なった宗教を信じている世界の反対側にいる人々かもしれない。あるいは、あなたの嫌いな政策を掲げる隣人かもしれない。気難しい親戚やあなたを傷つける古い友人かもしれない。あなたが自分より劣っているとみなしている人物や、あなたの目的を果たすための手段とみなしている人物だということもありうるだろう。

あなたが「内輪」のサークルの外に誰かを位置づけるやいなや、心と脳は自動的にその人物を軽んじはじめ、つらくあたることを正当化する。[*50] これは憎しみの狼を目覚めさせ、飛びかかる準備をさせる。自分が一日に何度誰かを微妙な方法で「自分には似ていない」「社会的背景が自分とは違う」「わたしのスタイルではない」と分類するかに注意してもらいたい。それが習慣化してしまっていることに気づいてきっと驚くだろう。意識的にそうした区別をやめ、代わりにその人物との共通点や、あなたとその人物を「内輪」にするものに焦点を当てたら、あなたの心に何が起こるだろう。「何を除外するか？」に対する一つの答えは、皮肉にも、否定されたり軽んじられたりすることが多い憎しみの狼そのものである。たとえば、映画の中でヒーローが悪者を殺すとき、多くの人はスカッとすると言うが、それを聞くとわたしは不愉快になる。好むと好まざるとにかかわらず、憎しみの狼はわたしたち一人一人の中に生きている。国中で起こっている恐ろしい殺人や世界各地で頻発するテロもしくは拷問――あるいは、身近で日常的になされているより目立たない形での乱暴な他人の扱い――などを聞いて、頭を振りながら「かれらはどうなっているのだろう？」と思うのはたやすい。だが、実際のところ「かれら」は「わたしたち」なのだ。わたしたちは全員同じ基本的なDNAをもっている。わたしたちの遺伝的資質の中の攻撃性を否定するのは、苦しみの根源である一種の無知である。事実、集団間の猛烈な衝突は集団内の利他主義の進化を促した。憎しみの狼は愛の狼の誕生を助けたのだ。

憎しみの狼は人類の進化の過去と、今日の個人の脳の両方に深く埋め込まれており、どんな脅威に対しても吼える準備ができている。憎しみの狼とその進化的な起源に関し、現実的で正直であれば、自分への思いやりをもつことができる。あなた自身の憎しみの狼は確かに飼いならす必要がある。だが、それがあなたの心の陰に潜み、他の誰よりもあなたを苦しめるとしても、あなたのせいではない。さらに憎しみの狼を認めることは、隣人と口論する、子どもをしつける、仕事場での批判に反応する（いい加減にあしらわれたと感じ、憎しみの狼が動き出す）といった状況に置かれた際、非常に有益な注意を促す。

夕方のニュースを見ているとき、あるいはただ単に子どもたちが言い争っているのを聞いているとき、憎しみの狼が人間を支配しているように感じることがある。そんなときSNS／HPA系の興奮が休息状態にある副交感神経系を背景にして浮かび上がるのに合わせて、攻撃性と葛藤の黒雲が、広大なつながりや愛の「空」を覆い尽くし、多大な注意を引きつける。しかし実際にはたいていの相互作用は協力的な性質をもっている。人間その他の霊長類は憎しみの狼を抑制し、それがもたらすダメージを修復し、他者との理にかなった互恵的関係に舞い戻るという習性をもっている。[*51] ほとんどの人の中で、ほとんどの時間、愛の狼は憎しみの狼より大きく、優っているのだ。

愛と憎しみ。それらは狼の子どもが洞穴の中でじゃれ合うように、すべての人のハートの中でともに暮らし、絡み合っている。憎しみの狼が殺されることはない。無理に憎しみの狼を殺そうとすれば、逆に、あなたが破壊しようとしているものを生み出すことになるだろう。しかしあなたはその狼を注意深く監視してつなぎとめ、その恐ろしさ、正義感、苦情の種、憤り、軽蔑心、偏見などを制限することができる。その間、愛の狼を養い、励ましつづけよう。この後の二つの章でその方法を探求したい。

第8章　まとめ

▼わたしたちはそれぞれハートに二匹の狼を飼っている。愛の狼と憎しみの狼だ。

▼憎しみの狼はより強いプレッシャーをもっているが、実際には愛の狼の方が大きくて強い。過去数百万年間にわたる愛の狼の発達は、脳の進化を後押しする主要な要因となってきた。たとえば、哺乳類や鳥類はつがいや子孫との関係を管理するために、爬虫類や魚類よりも大きな脳をもっている。霊長類が社交的になればなるほど脳は大きくなる。

▼人間の脳のサイズは過去三〇〇万年間で三倍になった。成長した部分のほとんどは、共感や共同計画といった対人間の能力に捧げられている。わたしたちの祖先が直面した厳しい状況の下では、協力することが生き残るための助けになった。だから、協力を促進する要因があなたの脳に織り込まれてきたのだ。それには、利他主義、寛大さ、名声への関心、公平性、言語、許し、倫理観、宗教などが含まれる。

▼共感は他人の行動、感情、思考を刺激する三つの神経系に頼っている。

▼脳が大きくなると、初期の人類は脳を発達させ訓練するために、より長い子ども時代を必要とした。そして子ども時代が長くなると、祖先は「子どもを育てるのに必要な村」

を維持するために、親と子どもと同じ部族の他のメンバーとの絆を強くする新しい方法を必要とした。複数の神経系がこれを行う。ドーパミンやオキシトシンに基づく報酬システムや、社会的な拒絶が身体的な痛みと同様の効果を生み出す罰則システムなどだ。

▼愛の狼の進化にともなって、憎しみの狼も進化した。狩猟採集民の群れはお互い頻繁に致命的な暴力を振るい合った。集団内の協力は集団間の攻撃を成功に導いた。そのような攻撃の報酬――食べ物、伴侶、生存――は集団内の協力を促した。協力と攻撃――愛と憎しみ――は手に手を携えてともに進化した。それらの能力や傾向は今日でもわたしたちの内部に居座りつづけている。

▼憎しみの狼は「内輪」のサークルを狭める。時に自分しか残らないこともある。脳は習慣的に「内輪」と「よそ者」を分類し、自動的に「内輪」を好み、「よそ者」を見くびる。

▼皮肉にも、憎しみの狼は時々「内輪」のサークルから除外される。だが、殺されることはない。それを否定しても、陰で成長させるだけだからだ。わたしたちは、憎しみの狼を認め、愛の狼のパワーを評価する必要がある。その後で、一方に餌をやっているとき、他方を抑制するのだ。

第9章　思いやりと自己主張

もし敵の秘密の歴史を読むことができれば、きっとわたしたちはそれぞれの人間の人生に、どんな敵意をもやわらげる悲しみや苦しみがあるのを見出すだろう。

ヘンリー・ワーズワース・ロングフェロー（詩人）

わたしは九年間、瞑想センターの床に座った。そして、教師たちが自分の見方を表現するその方法にたびたび心打たれた。彼らは他人の関心に思いやりをもっていたが、自分の考えを述べるときには、口ごもらずにはっきりと強い口調で語った。述べた後は、防衛的になったり、理屈をこねたりしなかった。オープンさと直接性とのこの組み合わせは大変強力で、わたしたちは愛に包まれながら、多くのことを学んだ。

思いやりと自己主張が共存していたのだ。その二つはあらゆる人間関係を離陸させ、飛行させつづける二つの翼である。それらは互いに支え合う。思いやりは自己主張を気づかう。一方、自己主張は、あなたが思いやることを心地よく感じる助けになる。

なぜなら、自分自身の欲求が満たされることがわかっているからだ。思いやりは「内輪」のサークルを広げ、自己主張はその中にいるすべての人を守り、支える。それらはいずれも愛の狼を育む。本章では、思いやると同時に自己主張するあなたの生まれながらの能力を活用し、強化する、脳が精通している方法を探ってみたい。最初に思いやりから取り上げよう。

本当に思いやりの心をもつためには、まず相手が何を経験しているかを感じ取らなければならない。自動的に「内輪」と「よそ者」を分ける脳の傾向を切り裂く共感力をもっていなければならないのだ。それゆえ共感から出発したい。

共感

共感はすべての意味のある人間関係の基盤である。誰かがあなたに共感すると、あなたは自分という存在がその人に認められていると感じる。そのとき、あなたはその人物の「我」にとって「汝」となる（訳者注：オーストリアの宗教哲学者、マルチン・ブーバーは一九二三年に『我と汝』という著作を発表し、現代人が隣人をもののように扱う関係に陥っていると述べ、本来の人格的関係である「我と汝」の関係を取り戻す必要があると説いた）。共感は、相手が少なくとも幾分かはあなたの心の働き、とくにあなたの意図や感情がわかっていることを伝える。わたしたちは、ダン・シーゲルの言い方を借りれば、理解されていると感じる必要がある社会的動物なのだ。[*1]

あなたが共感している側の人物だとしよう。共感は相手に敬意を表し、安心させる。その結果、善意をもって報われるのが普通である。相手があなたに求めるのは共感だけだということもしばしばある。共感を示せば、相手も打ち解けた雰囲気の中で言いたいことが言える。さらに共感は、相手についての有益な情報をたくさんもたらしてくれる。その中には、相手が心の中で何を考えているか、相手が本当に気にしているものは何かといった情報も含まれる。

たとえば、もし付き合っている女性があなたに批判的であったら、彼女のより深い望みを感じ取ってもらいたい。そうすれば、彼女に対するいらだちや怒りに振り回されずに、もっと冷静に事態を把握できるようになるだろう。彼女自身あなたの中のそうした変化を感じ取り、もっと理解を深めるだろう。はっきり言って、共感は合意でもないし、承認でもない。あなたはもっと違うふるまい方をしてほしいと願っている人物にも共感することができる。共感は自分の権利を引っこめることを意味するのではないのだ。そのことを知っていれば、共感しても大丈夫だと思えるだろう。

スピリチュアルな実践においては、共感はわたしたちがいかにつながっているかを感じる助けになる。共感の能力がある人は自分自身の見方に凝り固まることがなく、注意深くて好奇心が強い。共感は一種の徳であり、相手に寛大さを示し、危害を加えるつもりがないことを明確にする。一方、共感の欠如は他人を動揺させ、意識せずに彼らを傷つける場合が多い。

共感の喪失

共感は多くの益をもたらす。にもかかわらず、他人と衝突すると、人はすぐにそのことを忘れてしまう。長く付き合っている間柄でも、ゆっくりと共感する力が衰えていく場合がある。共感する力が衰えると、不幸にも信頼関係が損なわれ、対人間の問題を解決するのがむずかしくなる。

あなたが誤解されたと感じたときを思い出してもらいたい。なお悪いのは、相手があなたを理解したいとさえ思わなかったときだ。共感を示してもらえないと、人はよく不安になる。たとえば、親や親に代わる人に十分共感してもらえない子どもは、不安になり、異常な執着心をつのらせる。もっと広い世界に目を転じると、共感の欠如は搾取や偏見や恐ろしい残虐行為と結びついているのがわかる。憎しみの狼には共感する力がないのだ。

共感能力を養う方法

人は元々共感する能力をもっているが、その能力を巧みに使い、意図的に養うことができる。脳の共感の回路との取り組み方を以下に紹介しよう。

▼舞台を設定する

意識して相手の気持ちを理解することに努めよう。たとえば、妻が何か（多分わたし）に不満を抱き、そのことを話したがっていることに気づいたら、わたしは妻と気持ちが通じ合えたときの喜びを思い出し、心を開いて妻の気持ちを受け止める心構えをする。こうした小さなステップが前頭前野皮質（ＰＦＣ）を活性化し、共感に関連する神経回路を刺激する。また、大脳辺縁系を「ウォームアップ」し、気持ちを通い合わせることに備えさせる。

その場合、心身をともにリラックスさせることが大切である。これから紹介する手法を用いて、相手を受け止めることが安全であり、自分が相手を受け止められるだけの強さをもっていることを感じてもらいたい。相手が心の中で何を考えていようとそれは向こう側のことであり、自分はその人物の思考や感情の流れと一緒であると同時に離れてこちら側にいることを忘れないように。

注意を相手から逸らさないようにし、相手の気持ちに寄り添っていよう。そのようにして寄り添ってもらえるのは普段あまりないことなので、相手は感謝したくなるだろう。あなたの注意がつづいていることを見守ってくれる小さな守護天使を心の中で任命しよう。これは注意に注意を払う前帯状皮質（ＡＣＣ）を刺激するだろう。（この守護天使に関しては12章でもっと詳しく述べる）。ある意味で、共感は誰かの内的世界に焦点を当てた集中瞑想の一種なのだ。

▼相手の行動に気をつけよう

相手の動き、姿勢、身ぶり、行動に気をつけてもらいたい。（重要なのは相手のボディーランゲージを分析することではなく、あなたの脳の感覚運動的なミラーリング〈鏡映〉機能を活性化させることだ）。相手がしているのと同じことを自分でやっているところを想像してもらいたい。身体的にどう感じるだろう？　もし可能ならば、相手の動きに自分の動きを合わせ、どう感じるかに注意してみよう。

▼相手の感情を感じる

自分自身にチャンネルを合わせ、自分の呼吸、身体、感情を感じ取ることも必要である。前に述べたように、これはあなたの島を刺激し、他人の感情を感じる準備をさせる。

わたしたちの核となる感情は万国共通の顔の表情を通して表現される。[*2]「目は心の窓である」と昔から言われているように、相手の顔と目は重要な情報源なので、近くでしっかり見つめよう。顔の表情はすぐに消えてしまいがちだが、集中していれば、どんな表情をしたかを見分けることができるはずだ。

▼**相手の思考を追跡する**

相手が何を考え、望んでいるかを積極的に想像するようにしよう。表面下で何が進行しているか、内側でどんな方向に引っ張られているかを想像してもらいたいのだ。彼の経歴、子ども時代、気質、人格、「潜在的願望」、最近の人生での出来事、あなたとの関係など、あなたが知っていることや、確実に推測できることを考え合わせよう。彼の行動や感情から感じ取ったことも考慮に入れてもらいたい。

「彼は心の底で何を感じているのだろう?」

「彼にとってもっとも重要なことは何だろう?」

「彼はわたしに何を望んでいるのだろう?」

以上のような質問を自分自身にしてみてもらいたい。安易に結論に飛びつかないようにしよう。「わからない」精神を大切にしてもらいたいのだ。

▼**確認する**

次にあなたが正しい道にいるかどうかを相手に確認しよう。

たとえば、

「あなたは（　　　　　　　）と感じているように聞こえるけど、本当にそう？」

「定かではないけど、わたし、（　　　　　　　）と感じるの」

「あなたを悩ませているのは（　　　　　　　）のようね。あなたは（　　　　　）したかったの？」

などと聞いてみるといいだろう。

意見を述べるとき、口論を吹っかけたり、責める口調で質問したりしないように注意しよう。また、自分の主張と共感をごちゃまぜにしてはならない。その二つをはっきりと区別し、使い分けるようにしよう。たとえば、こんな言い方もできるだろう。

「わたしの親戚を訪れたとき、あなたはわたしにもっと気にかけてほしかったんでしょう。だから気分を悪くしたのね。わたしにはわかる。ごめんなさい。これからはもっと注意するわ。（小休止）でも、あなたは叔母のスーと楽しそうに話しているように見えたわ。それに、わたしにもっと気にかけてもらいたいってことを言わなかったでしょう。あのとき、わたしにどうしてほしいかを直接言ってくれたら、簡単に望みを叶えてやれたわ。それこそわたしが望んでいることなの」

▼あなた自身が共感を受ける

もし他人に共感してもらいたかったら、共感されていることを感じ取れる繊細さをもたなければならない。だから、「今ここ」に注意を集中し、感覚を研ぎ澄まそう。もっともあなたは直接共感を求めることもできるだろう。ただし、共感を得ることがあなたや他の多くの人にとって大切であることに気づかない人たちがいるかもしれないことを覚えておいてもらいたい。自分が得たいと思っているものをはっきりと快く言おう。あなたが求めているのは必ずしも同意や承認ではなく共感であることをはっきりさせることがしばしば大切である。相手に理解されていると感じたら、その体験を大事に心の中にしまっておこう。

親しさを快く感じる

共感は相手に向かってあなたを開かせ、自然にあなたを近づける。共感をもって人と接するには、親しさを心地よく感じる必要がある。ところが、それがそう簡単ではないのだ。わたしたちが進化する過程では、他人と遭遇することに多くのリスクがつきまとっていた。さらに、大抵の心理的苦痛は親しい間柄で生じる。とくに、記憶の回路がいとも簡単に形成され、感情的反応が前頭前野皮質によってさほど制御されていない幼年期に生じやすい。全般的に見れば、親しくなりすぎるのを警戒するのは自然なことである。次に掲げる方法は、他人と深く結びつきながらも、より安全だと感じるのを助けてくれる。

内部の経験に焦点を当てる

脳中央の下部に位置する中心のネットワークは複数の社会感情的能力を統合するために進化したらしい。*3 このネットワークは重要な人間関係、とりわけその感情的側面によって刺激される。あなたの気質にもよるが（一部の人は人間関係によって影響されやすい）、あなたはこのネットワークを通して流れこんでくる情報に溺れそうだと感じるかもしれない。それに対処するには、他人よりも自分自身の経験にもっと焦点を当てなければならない（たとえば、呼吸に注意を向けるとか、つま先を動かしてその感覚に注意を向けるといったこと）。感情的に親しさを感じていても、自分がうまくやっていることに注意してもらいたい。そうすれば、親しさからくる脅威の感覚、すなわち引き下がりたいという欲求がやわらぐだろう。

アウェアネスそのものに注意を払う

アウェアネス（気づき）の内部に含まれる他人の（潜在的に強烈な）感覚とは異なるアウェアネスそのものに注意を払おう。自覚していることを単に意識し、それがどんな感じかを探ってもらいたいのだ。専門的な言い方をすれば、アウェアネスの作業記憶の側面は前頭前野皮質の背外側にある神経基盤に大方基づいているようだ。それに対し、腹内側の神経回路は社会的、感情的な内容を処理する。あなたはアウェアネスに注意を向けることによって、腹内側ではなく、背外側の回路を刺激しているのだ。

イメージを活用する

脳の右半球を刺激するイメージを用いよう。たとえば、誰かと一緒にいて、その人物がきつく感じられるようになったら、自分自身を深く根を張った木として想像するといいかもしれない。相手の態度や感情が葉っぱを揺らして吹き抜けていくが、風は必ず止み、木はそこにとどまる。あるいは、その人物との間に柵があると想像する方法もある。必要なら、三〇センチぐらいの厚さがあるガラスの壁でもいいだろう。右脳を活性化するイメージを巧みに活用すれば、親しさを不快に感じる部分も払拭できるようになるだろう。

内的世界に注意を向ける

他人と一緒にいようが、一人でいようが、自分の内的世界に注意を向けることは、小さい頃に経験したかもしれない顕著な共感不足を癒す助けになるだろう。[*4] 自分自身の経験に注意を向けることとは、本質的に、他人の思いやりのある気づかいによって子ども時代に刺激されたのと同じ回路を活性化する。こうしてあなたは小さい頃に得るべきだったものを今ここで自分自身にあたえているのだ。そうした興味や関心は徐々にあなたの中に浸透し、他人とごく親しい関係になっても安全だと感じられるようになるだろう。

「どうか苦しみませんように」

思いやりの心は意図的に養うこともできる。思いやりの心を養うのは、ACC（前帯状皮質）や島を含む神経の基盤を刺激し、強化することにつながる。[*5] 思いやりの神経回路を強化するために、自分を愛してくれる人と一緒にいるときの気持ちを思い出そう。と同時に、感謝や好きで好きでたまらないという心の底から感じる感情を呼び覚ましてもらいたい。次に、困難を抱えている相手の気持ちを理解してやろう。相手のちょっとした苦しみにも心を開き、共感や善意の気持ちがひとりでに湧いてくるようにするのだ。

次にするのは、心の中で相手のために祈ることである。

「どうか苦しみませんように」

「安らぎを見出しますように」

「医師との間がうまくいきますように」

あるいは、何も言わずに思いやりや祈る気持ちを味わうだけでもよい。特定の人間を思いやるのではなく、普遍的な慈悲の心に焦点を当てることも可能である。「そうすれば、あなたの存在するあり方として、慈愛と慈悲が心に浸透していく」とチベット仏教の僧、マウチ・リカールは語っている。[*6]

慈しみの心を養う行を瞑想に取り入れることも可能である。初めは、慈しみの文句を注意の対象にしよう。瞑想が深まったら、慈愛の感覚が心を満たし、全身に吸収されてどんどん強くなっていくのを感じよう。あなたは自分の全身が慈愛に輝き、オーラを発するのを感じるかもしれない。

どのような形で思いやる経験をするにせよ、常にそれに注意を集中し、じっくり味わってもらいたい。そうすれば、将来、その素敵な心の状態を取り戻すことがもっと簡単にできるようになるだろう。

毎日、六種類の人間を慈しむ努力をしよう。あなたが感謝している人（恩人）、愛する人、友人、特別な感情を抱いていない人、あなたにとって扱いにくい人、そしてあなた自身である。

たとえばわたしは、通りで見知らぬ人（特別な感情を抱かない人）を見かけると、素早くどんな人かを感じ取り、思いやりの気持ちを呼び覚ます。あなたは動植物や人々の集団（子どもたち、病気の人々、共和党員や民主党員など）を慈しむこともできる。思いやりはすべての人のためにある。厄介な人を思いやるのはむずかしいかもしれないが、そうすることで、わたしたちは苦しみにおいて一つなのだという重要なレッスンを学ぶことができる。万物がつながりあい、それぞれの「本分」を果たそうとしていることを考えれば、思いやりの心が自然に湧いてくる。仏教徒はそれを知恵の台座に置かれた慈悲の宝石としてイメージした。それは思いやりと洞察の統合を表している。

自己を主張する

主張するということは厳しい人間関係の中で、真実を語り、目的を追求することを意味する。わたしの経験では、巧みな自己主張は相手の態度に左右されない徳と効果的なコミュニケーションに立脚する。友達、同僚、恋人、家族いずれとのつき合いであれ、これが実際に何を意味するか見てみよう。

相手の態度に左右されない徳

徳は高尚なもののように聞こえるが、実際には、地に根差している。それは原理に導かれて、自分本来の善良さに基づいて生きることを意味する。他人が何をしようとあなたに徳があれば、彼らの行動があなたをコントロールすることはない。セラピストであるわたしはたくさんのカップルに接し、お互いに「あなた（君）がわたし（僕）に親切にしてくれたらわたし（僕）もそうする」と言うのを見てきた。

彼らはともに望んでいないにもかかわらず、孤立した状態にはまり込んでいるのだ。なぜなら、お互い相手に自分の行動を決めさせているからだ。

あなたが相手の態度の如何にかかわらず徳をもっていれば、何があっても自分自身の関心に沿って行動する。だから、良いことをすれば気持ち良く感じるし、罪の意識や後悔にわずらわされることもない。つまり「非難されることのない至福」を楽しむことができるのだ。

とはいっても、好き勝手に行動するわけではない。自分なりの掟を作り、きちんとそれを守る。そうやって心の重荷になる口論を減らし、心の平安を育てるのだ。そうすれば、相手もあなたを大切に扱いたい気持ちになる。

倫理的な行動には頭脳とハートの両方が関与している。あなたの前頭前野皮質（頭）は価値を作り出し、計画を立て、脳の他の部分に指示を送る。行動するエネルギーを補給するのは大脳辺縁系（ハート）である。大脳辺縁系はまた勇気、寛大さ、許しといった感情的な徳を支える。一見「頭による」倫理的な理屈と思われるものですら、感情的な処理に頼るところが大きいのだ。そのため、大脳辺縁系にダメージを受けた人はある種の倫理的決断をするのが困難になる。[*7]

心の徳は脳内の調整によって支えられる。それは、「核となる健全な目標をもつ」、「相手との境界を侵さない」、「せっかちな行動を避ける」、以上三つのバランスを見出すことに関わっている。そのバランスを見出す過程で、あなた自身の個人的な「掟」がはっきりするはずだ。

▼徳のバランスを取る

まず、あなたの核となる目標を突き止めよう。人間関係におけるあなたの目的と原理は何だろう？　たとえば、自分自身を含め人を傷つけないことを基本的な倫理にしてもいいだろう。もしあなたの欲求を満たしてくれなければ、その関係はあなたにとってためにならない。もしあなたが卑劣だったり、相手を責めたりしたら、相手を傷つけることになる。他に、あなた自身や相手についての真実を発見することを目標にすることもできる。

次に、相手との境界を侵さないようにしよう。仏教の八正道《はっしょうどう》の賢明な話し方の部分は、相手との境界を侵さないでコミュニケーションを取るための良き指針を提供している。よかれと思うこと、真実、利益になること、時宜にかなったことのみを語り、悪意を持たずに表現しよう。理想を言えば、望まれていることをしゃべるのが好ましい。

数年前のこと、わたしは絶対に怒りを表に出さないと自らに誓った。ところが、そうと決めた最初の日から、その誓いを破っていたに違いない。憤慨したり、人を皮肉ったり、見下したりしていたからだ。その誓いを守れるようになるまで、随分時間がかかったが、大変強力なトレーニングとなった。その結果、怒りの下にある本当の問題（たとえば、心の傷、心配、罪の意識など）を感じ取れるようになった。

相手との境界を侵犯しないという原理はもちろん相手にも当てはまる。もし誰かがあなたをけなすことによって、あるいは、あなたがやめてくれと言っても、あなたに向かってわめきつづけることによって、あなたの境界を侵犯したら、あなたたちの関係の均衡は崩れ、あなたはそれに耐えられないだろう（わたしたちは、効果的なコミュニケーションでいかにして自分自身を擁護するかについてこの後探求したい）。

三番目はせっかちに行動しないということだ。心理学者のジョン・ゴットマンは一連の研究[*8]で、他人ともめごとになりそうな事項について話し合うときは、ゆっくりとはじめるのが賢明であることを実証した。たとえば、帰宅したら、家中の電気が付けっ放しだったとしよう。そんなとき、いきなりパートナーを批判したり、なじったりするのは賢明ではないということである。というのも急激な行動は相手のSNS／H

ＰＡ系の警報装置を鳴らし、先のとがった棒で眠っている猫を突く時のような混乱を引き起こすからだ。

▼個人的な掟

ではここで、相手の態度に左右されない徳の個人的な掟を書き出してもらいたい。これはほんのひと握りの言葉でもいいし、「してもいい」ことと「してはならない」ことを書き連ねてもいい。どのような形式をとるにせよ、強力で動機づけてくれる言葉、あなたの頭にとっても意味があり、ハートに触れる言葉を選んでもらいたい。完璧を期す必要はない。後にいつでもそれを見直すことができる。たとえば、それは次のような言葉を含むかもしれない。

◎　話すことを控えて、もっと聞く。
◎　相手を怒鳴ったり、脅したりしない。相手にもそのようなことはさせない。
◎　毎日、物事がどうなっているかについて妻に三つの質問をする。
◎　毎晩六時までに帰宅し、家族と一緒に夕食を取る。
◎　自分が必要としていることを言う。
◎　愛する。

◎　約束を守る。

書き終えたら、何が起きても、自分が掟にしたがって行動しているところを思い描いてもらいたい。それによってもたらされる気分の良さや他の報酬を想像するのだ。それらを自分の中に取り入れ、あなたが本当に掟にしたがって生きるための動機づけにしよう。あなたが掟にしたがって生き、事がうまく運んだら、そのことも自分の中に取り込もう。

効果的なコミュニケーション

効果的にコミュニケーションをするにはどうしたらいいかということに関しては、いろいろなことが言える。三十数年間、セラピストや経営コンサルタントとして人々と接してきて、また夫や父としての何度かの痛みをともなうレッスンによって、わたしは次のようなことが鍵になると考えている。

• あなたのより深い気持ちや欲求に触れたままでいよう。心は巨大なパフェに似ている。硬い大人のような表層部分の下に、柔らかい子どものような本質的な層が隠れているのだ。この内部の注意力に基づいて、コミュニケーションをする自分の目的をはっきりさせてもらいたい。たとえば、あなたは単に話を聞いてもらいたいのだろうか？　もう二度と起こらないことを確かめたいものが何かあるのだろうか？

•関係の中で自分の欲求を満たす責任を取ろう。どんな目的であれそれに焦点を当て、そこに舞い戻るようにしよう。もし相手が、独自の重要な話題をもっているなら、話題をごちゃまぜにせずに、代わる代わる取り上げるのがベストである。

•相手からの特定の反応を得るためではなく、主に自分自身のためにコミュニケーションしよう。確かに良い結果を期待するのは理にかなっている。だが、相手を抑え込んだり、変えたり、納得させたりするためにコミュニケーションすれば、成功するかどうかは相手の反応の仕方いかんに左右されることになり、あなたにはコントロールできなくなるだろう。それに、あなたにプレッシャーをかけられない方が、相手はあなたに対して心を開きやすくなるだろう。

•あなたの個人的な掟にしたがおう。その日の終わりにあなたや相手が主として思い出すのは、あなたが言ったことではなく、どう言ったかだ。しゃべり方に注意し、あら探しをする言葉や誇張された言い方、あるいは扇動するような言葉遣いは避けよう。

•話をするときは、相手の行動や、それについてのあなたの意見といったようなことではなく、自分自身の経験、とりわけ自分の感情、身体的な感覚、自分の期待や願望について話をするようにしよう。誰もあなた自身の経験を論破することはできない。経験は経験であり、あなたはそれのエキスパートなのだから。自分の経験をわかち合うときには、それに全面的に責任を負い、相手を責めてはならない。必要に応じてより深い層の気持ちを伝えよう。たとえば、嫉妬の下に横たわる愛への憧れといったものだ。このようなオープンさは警戒心を抱かせることもあるが、より深い心の層はあなたと相手の双方にとってとても大切なものを含んでいるので、相手にガードを下げさせ、あなたの言いたいことを聞いてもらえる確率を高める。

わたしはマーシャル・ローゼンバーグが『非暴力コミュニケーション』（未邦訳）の中で述べているアプローチを強く推薦する。それは基本的に三つのパートからなっている。Xが起こると（断定的ではなく事実として述べられたもの）、わたしはYを感じる（とくに深い柔らかな感情）。なぜならZが必要だからだ（基本的な必要性と欲求）。

• 真実を語るとき、それを身体で感じ取る努力をしよう。これはあなたの内的な集中力を高め、相手があなたに共感するのを助けるだろう。目、喉、胸、お腹、骨盤の緊張に注目し、もっと自由に感じられるよう、その緊張を解くことができるかどうかを確かめよう。身体化された感情のパワーを活用してもらいたいのだ。ある感情や態度の表現を助けるために、普段とは異なるさまざまな姿勢を取ってみるとよいだろう。[*9] たとえば、話すときにそっくりかえる癖があるなら、少し前かがみになって話してみよう。悲しみを押し退けてしまう傾向があるなら、目を柔かくしよう。自己主張するのがむずかしいと思ったら、肩を少し後にそらし、胸を開いてみよう。

• 相互作用によって惑わされ、自分の道を見失ってしまいそうだと思ったら、重要なポイントを事前に明らかにすることによって（書き出してもよい）前頭前野皮質を刺激し、道を見失わないようにしよう。言葉や声の調子を明瞭にしておくために、相手との相互作用を記録したビデオを想像してもらいたい。そして、それを見た時にひるまないように行動しよう。

• もしあなたが誰かとの問題を解決しようとしているなら、（できるだけ）事実をはっきりさせよう。これは普通意見の相違を狭め、有益な情報をもたらす。だが、主として過去ではなく、未来に焦点を当てよう。ほとんどの口論は過去についてのものである。たとえば、何が起こったか、どれだけひどかったか、誰が何と言ったか、どんなふうに言ったか、情状酌量の余地があるかどうかなど。代わりに、今後事態がどうなるかについて合意を得るよう努めよう。できるだけ明確であった方がよい。助けになるなら、書き出すのもいいだろう。暗黙のうちに、あるいは公然と、あなたがたは真剣に受け止めるべき合意を形成しようとしているのだ。

• 彼女との問題で、あなたに非があるようだったら、その責任をしっかりと引き受けよう。あなたの側に修正すべき点があることを認め、何を言われても黙ってそれを修正するのだ。そうやって、彼女の正当な不満を一つ一つ消していってもらいたい。彼女があなたをどう扱うかをあなたはコントロールできないが、あなたが彼女をどう扱うかはコントロールできる。それが実際にあなたが扱うことができる原因である。彼女がどのようにふるまおうと、正しいことをすることが、あなたを大切に扱ってくれるよう彼女に勧めるよい方法である。

• 時が熟すのを待とう。時がたてば――数年ではなく、数週間や数ヶ月――相手に関する真実が明らかになっていくだろう。たとえば、彼はあなたがどれだけ心を許しているかを理解し、尊重しているだろうか？　約束を守るだろうか？　誤解を改めることができるだろうか？　自己理解や対人間のスキルに関する彼の学習曲線はどんなものだろう？（あなたとの関係にふさわしいものだろうか？）彼の本当の意図は何だろう？（時がたてば彼の行動によって明らかになるだろう）

• あなたが相手を明確に理解すれば、実質にそぐわない関係を変える必要があることに気づくことがある。これは二つの形をとる。実質よりも大きな関係は失意や傷つくことの舞台となる。一方、実質よりも小さな関係は失われた機会となる。いずれのケースにおいてもあなた自身の創意に焦点を当てる必要がある。とくに相手の変化を促す努力をした後はそうだ。

たとえば、同僚にあなたを軽蔑する人間がいても、それをやめさせることはできない。だが、二人の関係を本来のサイズに近づけるために「縮小させる」ことはできる。その人物との接触を最小限にし、あなた自身が素晴らしい仕事をし、その人物以外の同僚との絆を作り、あなたの仕事の質が広く認められるようにすればいいのだ。逆に、あなたが幸せな結婚生活を送っているのに、あなたの伴侶が感情的にそれほど成熟していなければ、伴侶が優しい思いやりを示したときに特別な注意を払い、そのときの気持ちを自分のハートに染み込ませることによって、伴侶の成長を促してもいいだろう。伴侶が温かい触れあいを経験できる状況（たとえば、友人とのディナー、ライブ演奏、瞑想グループなど）を用意してやるという方法もある。

• つねに全体像を心に留めておくように努めよう。どんな問題であれ、それが永遠にはつづかないことを理解し、問題を引き起こした多くの原因や状況を把握するのだ。あなたが自分の願望や意見にしがみつき、物事を個人的にとらえた場合にともなうダメージ——苦しみ——を理解しよう。わたしたちが他人と口論することのほとんどは、長い目で見れば、それ程重要なことではない。

• 何はさておき、思いやりと親切心をもって接するという基本方針を守ろう。自分とは異なる意見をもっている人でも受け入れることは可能である。一九五〇年に侵攻されて以来、チベットで起こったことを念頭に置いて、ダライ・ラマが中国政府をどのように語ったか思い出してもらいたい。「わたしの友人である敵よ」と語ったのだ。[*10] 二七年間投獄されていたネルソン・マンデラはほとんどの時間採石場でつらい労働をさせられていた。手紙は六ヶ月に一度しか受け取れなかったという。彼は愛する人々とコンタクトを取れなくなったことで絶望したが、アパルトヘイトに反対する立場を保持したまま、彼の看守を愛する決心をしたと言われている。看守たちにとって、自分を愛してくれるマンデラを邪慳に扱うのはむずかしかった。そのため当局は看守をたびたび交代させなければならなかったが、マンデラは新たな看守もまた愛したという。実際に、彼が南アフリカの大統領に就任する際、彼の以前の看守の一人が最前列に座っていた。

第9章　まとめ

▼思いやりは存在の苦しみに対する関心である。自己主張はあなたの真実を表明し、どのような人間関係においても自分の目的を追求する。思いやりと自己主張はともに働く。思いやりはあなたの主張に温かさと優しい気遣いを吹き込む。自己主張は自分自身や人々のために立ち上がり、思いやりをもちながらも自分の欲求を満たすことができると

いう自信を培うのを助ける。

▼共感は本当の思いやりの基盤である。他人が直面する困難や苦しみを自覚させてくれるからだ。共感はまた、相手の心の動きを理解するのを助けてくれることによって関係を支えてくれる。共感が崩れると、動揺が起こる。子どものように傷つきやすい人に頻繁に動揺が起こると、有害な影響を及ぼしやすい。

▼共感は相手の行動、感情、思考をシミュレーションすることを含んでいる。相手と同じように行動すると、身体でどのように感じるかを想像してみよう。あなた自身の感情にチューニングを合わせ、彼女の顔や目を仔細に見つめることを通して、彼女の気持ちをシミュレーションしてみよう。あなたが彼女について知っていることを考慮し、彼女の内的世界を想像することによって、彼女の思考をシミュレーションしてみよう。

▼親密さを快適に思うことが共感や思いやりを支える。にもかかわらず、人間は進化の途上で、あまり親密になることを警戒するようプログラムされた。そのため、親密さを不快に感じることがある。とくに、幼いときに十分な愛情を注いでもらえなかった人たちはそうだ。親密さを快適に感じられるようになるには、相手ではなくあなたの内的経験に焦点を当てなければならない。また、自覚そのものに注意を払ったり、想像を活用したりすることによっても親密さを快適に感じられるようになる。

▼思いやりは前帯状皮質（ＡＣＣ）と島に神経の基盤がある。あなたは思いやりの心を養

うことによって、これらの部位の回路を強化することができる。思いやりは、愛する誰かと一緒にいるときの感情を思い出す、感謝する、共感する、他人の苦しみに心を開く、人々の幸せを祈るといったことによって育むことができる。六種類の人間に思いやりをもって接してもらいたい。あなたに利益をもたらす人、愛する人、友人、特別な利害関係のない人、厄介な人、そしてあなた自身である。

▼巧みに自己主張することは、相手に左右されない徳と効果的なコミュニケーションを含んでいる。徳とは原理に導かれ、自分本来の善良さに基づいて生きることを意味する。あなたの心の徳は脳をうまく制御できるかどうかにかかっている。バランスの取れた徳を身につけるには、相手との関係から何を望むかを明確にし、相手との境界を侵犯しないようにし、せっかちにならないことが大切である。

▼徳のバランスを取るには個人的な「掟」が必要である。他人がどうであれ、この掟にしたがって生きていれば、あなたの独立心が増し、人間関係の中で自己をコントロールしながら、気持ち良く生活できるようになる。それがあなたを倫理的に高い地位に押し上げ、相手から気に入った行動を引き出す戦略となる。

▼効果的なコミュニケーションのキーポイントは次のようなことを含んでいる。相手を変えようとするのではなく、あなたの真実を話すことに焦点を当てる。心の深い層に触れる。事実を明確にする。相手との問題で、もしあなたに非があれば、それを素直に認め

責任をまっとうする。相手の正当な不満にきっちりと対処する。相手との関係の実質に見合った付き合い方をする。全体像を頭に入れておく。思いやりと親切心をもって相手と接する。

第10章　限りない優しさ

この世のあらゆる喜びは他人が幸福になることを望むことから生まれる。この世のすべての苦しみは自分だけが幸せになりたいと望むことから生じる。

シャーンティデーヴァ（インドの聖者）

人々が苦しまないようにと願うのが思いやりだとすれば、人々が幸福でありますようにと願うのは優しさである。思いやりは主として苦しみに反応し、優しさは、他者が何事もなくうまくやっているときでもつねに働いている。優しさは日常のささいなことを通して表現される。高額のチップを置いておく、疲れていても子どもにもう一つ物語を読んであげる、他のドライバーにどうぞと先を譲ってやるといったことだ。

優しさ（kindness）は愛するという性質をともなっている。だから、「慈愛（loving-kindness）」というような言い方をする。慈愛は見知らぬ人への何げない思いやりから、子どもや伴侶への深い愛までを覆っている。「kind（優しい）」と「kin（親族）」という言葉は同じ語根から派生している。優しさは人々を「内輪」のサークルに招き入れ、愛の狼を養う。

優しさに関連しているのは、前頭前野皮質の意志や原理、大脳辺縁系の感情や報酬、オキシトシンやエンドルフィンといった神経化学物質、脳幹の興奮などである。これらの要素があなたの優しさを育てることにどのように関わっているかを詳しく見ていきたい。

他人の幸福を願う

わたしはしばしば子どもたちの中で働き、学校で多くの時間を過ごしてきた。一度幼稚園で、「親切にしましょう。おもちゃを分かち合いましょう」という標語が貼ってあるのを見て感心したことがある。この言葉には、他人に親切であろうとする素晴らしい意図がこめられている。人生を送るのにそれ以上の言葉は必要ない！

毎朝、その日は人に優しくし、愛をもって接しようという意図をしっかりもってもらいたい。そして、人々に優しくすることから生じる心地よい感情を想像しよう。それらの感情を報酬として自分の中に受け止め、心や脳が自然に優しさの方へと引き寄せられていくのに任せよう。

優しさを表現する一つの方法として伝統的な祈りがある。心の中で祈ってもいいし、書き出してもよい。歌ってもいい。

あなたが安全でありますように。
あなたが健康でありますように。
あなたが幸福でありますように。
あなたが安楽に生きられますように。

以上のお祈りは好きなように修正することができる。重要なのはあなたの中に優しい愛の気持ちを湧き起こさせる言葉を使うことだ。たとえば、

あなたが心身ともに安全でありますように。
あなたの身体が強くて元気でありますように。
あなたが本当に平安でありますように。
あなたやあなたが愛する人たち全員が繁栄しますように。
あなたが健康な幸せに恵まれ、平安でありますように。

もっと具体的に祈る方法もある。

あなたが望んでいる仕事を得られますように。
スーザン、あなたの母親があなたを優しく扱ってくれますように。
カルロ、今日のリトルリーグの試合でヒットが打てますように。
娘と平和にやっていけますように。

慈愛の実践はいくつかの点で思いやりの実践に似ている。いずれも願望と感情を含んでいる。慈愛は前頭前野皮質の言葉や意志のネットワークだけではなく、大脳辺縁系の感情や報酬のネットワークも刺激する。大きな痛みや挑発に直面したとき、人を慈しむには、ハートを開きっぱなしにする冷静沈着さが必要である。

優しさはすべての人を包み込む――『慈経《じきょう》』（ブッダによる慈愛についての説教）には、「生きとし生けるものを何一つ除外しないように」と記されている。生きとし生けるものがすべてあなたのハートの中で「内輪」とみなされるのだ。あなたが優しくしてやれる人間は六種類いる。あなたに利益をもたらす人、愛する人、友人、これといった利害関係がない人、厄介な人、そしてあなた自身である。あなたは他人に親切にするとき、自分自身にも優しくしている。優しくすることは気持ちの良いことであり、相手も優しく接したいという気持ちにさせる。

あなたは自分自身の一部にも優しくすることができる。たとえば、自分の中の小さな子どもに親切にしてやれば、忘れていた純粋な喜びの感覚が蘇ってくるだろう。あなたは克服したいと思っている自分自身の側面にも親切にすることができる。注意を求める渇望、学習障害、特定の状況に対する恐れなどだ。

慈愛の瞑想

あなたは慈愛そのものについて瞑想できる。この瞑想は温かな気持ちにさせてくれるので、つづけるのにさほど苦労はない。あなたの願望を先に紹介したような具体的な言葉で表現するのが一つのやり方だ。心の中で一つ一つ唱えるのだ。吐く息とともにワン・フレーズずつ口に出して言うのもいいだろう。あるいは、それらのフレーズをやさしい道標として用いてもよい。注意が散漫になったら、それらに舞い戻るのだ。その間、限りない善意と寛大さと優しさに満たされた慈愛の感情に浸りつづけてもらいたい。

集中力を高めるために慈愛を活用するという方法もある。呼吸に没頭する代わりに、慈愛に浸るのだ。そうすれば、慈愛はあなたの中に浸透していく。それを明白な記憶の中にしまい込み、慈愛の糸であなたという存在の織物を織ろう。

「厄介な人々」という範疇に属する人々を慈しむのがむずかしいと感じるのは自然な

ことである。そんなときは、まず自分の心の中に落ち着きのあるゆとりある空間を作り出し、あまり厄介ではない人々から取り掛かろう。多少いらつくが、良いところもたくさんもっている同僚などがいいだろう。

日々の生活の中での優しさ

一日中、あなたの行動や言動、とくに思考に、優しさを積極的に持ち込んでもらいたい。心の背景（シミュレーター）で上映されている短編映画の中で、優しさのテーマをもっと盛んに取り上げよう。シミュレーターの神経ネットワークが優しさのメッセージによってますます「発火」するようになれば、他者に対する思いやりの感情や姿勢があなたの脳に「配線」されるようになるだろう。

所定の時間帯に誰かを慈しむ実験をし（夜なら家族、ミーティングしている最中なら同僚）、何が起こるかを見てみよう。自分自身に対しても優しくし、どう感じるかを観察しよう！　わたしの師匠であるジャック・コーンフィールドは一年間自分自身を慈しむよう時々人々に勧める。それは強力な行となる。

愛の呼びかけ

あらゆる信仰や伝統を通じ、すべての偉大な師は人を愛し、親切にするよう勧めてきた。慈愛というのは、感傷的な仕方で、あるいは表面的に善い人ぶることではない。それはすべての人や物を例外なく情熱をもって恐れずに大切にすることである。愛は蓮の中の宝石であり、知恵と同じくらい大切である。ブッダが「慈愛による解脱」と述べているように、愛はそれ自体、深い修行の道なのだ。

悪意を善意に変える

相手があなたを優しく扱ってくれるとき、少なくともあなたを傷つけないとき、親切にするのは比較的簡単である。だが、あなたが冷たくあしらわれているときでも、優しいままでいるのは厳しい試練だ。「ジャータカ物語」という仏教の説話集に、わたしが無条件の慈愛の例としてよく引き合いに出すストーリーがあるので紹介したい。

ある日、狩人が森の中に分け入り、道に迷った挙げ句、深い穴に落ちてしまいました。どうしても這い上がることができません。彼は何日も助けを求めて叫びつづけましたが、次第に空腹が募り、弱っていきました。最後にゴリラに扮したブッダが彼の声を聞き、やってきました。穴の切り立った滑りやすい斜面を見て、ゴリラはその男に言いました。「あなたを安全に運び出すために、まず大きな岩を穴の中に落として、岩伝いに登ってきましょう」

ゴリラは大きな岩をいくつか転がして、穴の中に落としました。最初は小さ目の岩で、徐々に大きな岩を落としました。そうやってついに男を助け出す準備が整いました。ゴリラは岩と蔓を使って登り、男を穴から押し出すと、自分も最後の力を振り絞って穴から這い出ました。

男は周囲を見回し、穴から出られたことを大変喜びました。ゴリラは彼の隣に寝そべって、喘いでいました。「ありがとう、ゴリラ。森から出られるよう案内してもらえるかな?」と男は言いました。「わかりました。でも、力を取り戻すために少し眠らなければなりません」

ゴリラが眠ると、男はゴリラを見て思いました。「おれはすごく腹が空いている。自分一人でも森から出られるだろう。こいつはただの動物だ。石で頭を打ち、殺して食っちまおう。やっちゃならないってことはないだろう」

そこで男は一つの大きな石をできるだけ高く持ち上げ、勢いをつけてゴリラの頭の上に投げ落としました。ゴリラはびっくりしてはね起き、痛みに叫びました。顔面には血が流れています。男を見て何が起こったかを悟ったゴリラは目に一杯涙をためました。悲しそうに頭を左右に振りながらゴリラは言いました。「かわいそうに。あなたは決して幸福にはなれないでしょう」

善意と悪意について考える

このストーリーはいつもわたしを深く感動させる。それはわたしたちに多くのことを考えさせる。

- 善意や悪意は意図に関わっている。ゴリラは助けようとし、男は殺そうとした。
- これらの意図は行動することやしないこと、言葉や行為、そしてとりわけ思考を通して表現される。相手が心の中であなたをめった打ちにしようと思っていると感じたら、あなたはどう思うだろう？　あなた自身が銃を乱射するとしたらどう感じるだろう？　悪意はシミュレーターの中でたくさんの短編映画を上映する。他人についての不平だらけのストーリーだ。映画が上演されている間、あなたのニューロンも一緒に配線されていることを覚えておこう。
- 悪意は自らを正当化しようとする。「こいつはただの動物だ」。一瞬、正当化は『ロード・オブ・ザ・リング』に出てくるグリマ（通称「蛇の舌」）のささやきのように、まことしやかに聞こえる。後になってから自分自身をいかにだましていたかに気づくのだ。
- ゴリラの慈愛はそれ自体が報酬だった。ゴリラは怒りや憎しみといったお荷物をもっていなかった。それゆえ石で頭を打たれても（第一の矢）、男を辱めることで「第二の矢」を付け加える必要はなかった。

・ゴリラが天罰を下す必要もなかった。男が自らの行動の結果、幸福になれないことを知っていたからだ。スティーブン・ガスキン[*1]はカルマを、夕立の中でゴルフボールを打つこととして説明している。仕返ししようとする試みは、往々にして、悪意を働いた人間にはね返っていくボールの進路を邪魔するだけである。

・悪意を手放すということは受け身になることでも沈黙することでもないし、あなた自身や他者が傷つくことを許すことでもない。ゴリラは男に脅かされなかった。だから、復讐心に燃えなかった。悪意に屈することなく、権力に抵抗する方法はたくさんある。マハトマ・ガンジーやマーチン・ルーサー・キングJr.のことを考えてもらいたい。実際のところ、清澄な心と平和なハートをもっていれば、あなたの行動はより効果を発揮しやすい。

憎しみの狼を飼い馴らす

悪意を捨て善意を育む方法はたくさんある。善意の人というのは、ひとりでに人を引きつける魅力をもっている。大事なのはそれらの方法を全部試してみることではない。憎しみの狼を飼い馴らす方法がたくさんあることを知ればいいのだ。

▼前向きな感情を育む

実際に幸福、満足、平安といった前向きな感情を養い、育んでもらいたい。たとえば、幸せになれるものを探し、つねに良いものを取り入れるようにするのだ。前向きの感情は身体を穏やかにし、心を鎮め、ストレスに対する緩衝装置を生み出し、支え合う人間関係を育む――そのすべてが悪意をやわらげる。

▼起爆剤を取り除く

ストレス、痛み、心配、空腹などあなたの交感神経系を刺激し、悪意の呼び水となる要因に注意しよう。そうした起爆剤を早期に取り除くのだ。話をする前に夕食を食べる、シャワーを浴びる、心がうきうきすることをする、友人とおしゃべりをするといったことをするのがいいだろう。

▼反論しない

避けられない場合を除いて口論するのはやめよう。あなた自身の心の中で、他人の心の流れに巻き込まれないようにしよう。かれらの思考の根底にある神経学的な混乱を考えてもらいたい。信じられないほど複雑でダイナミックな、それでいてほとんど気まぐれの神経の集合と離散が繰り返されているのだ。誰かの思考に動揺するのは滝のしぶきに動揺するようなものである。相手の思考と自分の思考を切り離してもらいたい。自分自身にこう言いきかせるのだ。彼女（彼）はあちら側、わたしはこちら側にいる。彼女（彼）の心はわたしの心とは別個のものだ。

▼安易に他人のせいにしない

なんらかの被害をこうむったとき、安易に他人のせいにしてはならない。前頭前野皮質の神経回路は必ずといっていいほど他人のせいにするが、間違っていることが多い。たいていの場合、あなたは他人のドラマで少しの役割しか演じない。彼らはとりわけあなたを標的にしてはいないのだ。道教の思想家である荘子のたとえ話を紹介しよう（現代風にアレンジしてある）。

川に浮かぶカヌーの中でリラックスしている自分を想像してもらいたい。突然片側から強い衝撃が来て、あなたは水の中に放り出される。咳き込みながら立ち上がったあなたは、シュノーケルをつけた二人のティーンエージャーが、こっそり近づいてきて、あなたのカヌーをひっくり返したことを知る。あなたはどう感じるだろう？

次に突然カヌーから川に投げ出されるまでは全く同じだが、今回は、咳き込みながら立ち上がったとき、川を流れてきた巨大な丸太があなたのカヌーにぶつかったことに気づくとしよう。さてあなたはどう感じるだろう?

大半の人々にとって、二番目のシナリオは悪い感じはしない。最初の矢は飛んでくるが（あなたは川に投げ出される）、第二の矢が心の傷や怒りの形で、個人的に感じられることはない。実際のところ、人というものはこうした丸太に似ている。できればその道筋から外れるか、衝撃をやわらげるのが賢明であるが、彼らはあなたを狙っているのではない。それらの丸太があなたのカヌーにぶつかるに至った上流の多くの要因についても考えてもらいたい（次の「一万の物事」のエクササイズを参照）。

一万の物事

自分のペースで以下のエクササイズをしてみよう。目は開けたままでも閉じてもよい。

心をリラックスさせて落ち着かせ、呼吸に集中する。

誰かに悪いことをされたと感じる状況を思い描こう。その人物に対するあなたの反応、とりわけ心の奥の方で感じる反応に注意してもらいたい。何らかの悪意がないかどうかを調べるのだ。

ここで相手をそのような行動に導いた様々な原因——一万の物事——の一部を考えてみよう。

痛みや年齢や生来の気質や知性といった生物学的な要因を考えてみよう。

人種、性別、階級、仕事、責任、日々のストレスなど彼の人生の現実も考えてもらいたい。

彼の子ども時代について知っていることをすべて思い出す。大人になってからの彼の人生の主な出来事についても考えてみる。

彼の心のプロセス、人格、価値観、恐れ、強い関心事、希望、夢について考えてみよう。

あなたが知っていることに照らして、またあなたが確実に推測できることに照らして、彼の両親について考える。彼らの人生を形作ってきたかもしれない要因についても考えてみよう。

今日の彼の人生を通じて流れている原因の川を形作ってきた歴史的出来事や、その他の上流の力についても振り返ってみる。

再びあなたの内側を見てみよう。彼について何か違ったふうに感じるだろうか？　自分自身のことを違ったふうに感じるだろうか？

▼自分自身を哀れもう

他人に乱暴に扱われたと感じたら、すぐに自分自身を哀れもう。これはハートの救急ケアである。手を頬か心臓に置き、全身で哀れみを受け止めるのだ。

▼引き金を調べる

もしあなたに悪意があったら、悪意の根底に脅威の感覚や警戒感といった引き金がないかどうかを調べよう。あくまで現実的になってもらいたい。あなたは起こったことを何らかの方法で誇張していないだろうか？　良いことがたくさんあるのに、たった一つの否定的なことに焦点を当てていないだろうか？

▼物事を俯瞰しよう

起こったことを俯瞰的に眺めよう。ほとんどの出来事の効果は時とともに色あせていく。それらはまた大体が問題のないより大きな全体の一部でもある。

▼寛大になろう

あなたを怒らせる物事を、寛大になるための試練として活用しよう。人々が手に入れたもの、たとえば勝利、多少のお金や時間、一歩先んじることなどに嫉妬を抱かないようにしよう。辛抱や忍耐をもって寛大になってもらいたいのだ。

▼悪意をあなたを苦しめるものとみなそう

自分自身の悪意を、自分自身を苦しめるものとみなそう。そうすればそれを捨てたくなるだろう。悪意を抱きつづけていると、健康に否定的な影響をあたえる。たとえば、根深い敵意は心臓の血管にまつわる病のリスクを高める。あなたの悪意は必ずあなたに害を及ぼすが、しばしば他人には何の効果もない。トゥウェルブ・ステップ（訳者注：アルコール依存症を克服するためのプログラム）のプログラムで言われているように、「恨みとはわたしが毒を呑み、あなたが死ぬのを待つこと」なのだ。

▼悪意を調べる

丸一日費やして、実際に自分の悪意を少しでもいいから調べてみよう。その原因と結果を調べてみるのだ。

▼悪意を観察する

悪意を観察し、それと同一化することなく、他のすべての経験と同じようにそれが生じて消えていくのを見つめていよう。

▼心の痛みを受け入れる

人生に傷はつきもの。偶然か故意かにかかわらず、人々が時にあなたを乱暴に扱うということを事実として受け入れよう。もちろんこれは他人に傷つけられてもよいということではないし、自分を主張してはならないということでもない。ただその事実を受け入れているだけにすぎない。心の痛みや怒りや恐れを感じてもらいたいのだ。ただし、それらがあなたの中を流れていくのに任せてもらいたい。悪意はあなたの深い感情や痛みから目をそらす方法になることがある。

▼自己感覚を手放そう

自己感覚をやわらげよう。実際に侮辱されたり、傷つけられたりする「わたし」が存在するという観念を手放す実験をしてみよう。(13章参照)

▼乱暴に扱われたことに慈愛をもって報いよう

伝統的に、慈愛は悪意に対する直接的な解毒剤と考えられている。だから、乱暴に扱われたら、たとえ何があろうとも、慈愛をもってそれに応える決心をしよう。仏教のある有名な経典は途方もない寛大さを要求する。「たとえ山賊が、柄《え》の二つあるのこぎりで残酷にもあなたの手足を切り刻もうとしたとしても、あなたは次のように念ずるべきだ。『心は影響されない。悪態はつくまい。相手を憎まず、慈愛の心をもって、相手の幸せを祈ろう[*2]』」。

個人的にわたしはまだそのような境地には達していないが、ひどい扱いを受けてもなお愛しつづけることができれば、それは可能である。ということは、運転中に他の車に割り込まれるとかティーンエージャーに悪態をつかれるといったさほど深刻ではない状況でも、実行できるはずだ。

▼コミュニケーションを取る

有効かどうかを良く見極めた上で、真実を語り、自己を主張しよう。あなたの悪意は何かを告げているだろう。必要なのはそのメッセージを理解することである。おそらく、相手は親友ではないとか、怒りに足をすくわれることなく自分の境界をもっとはっきりさせる必要があるといったことだろう。

▼正義を信じる

先に紹介したゴリラのストーリーのように、相手は自分のしたことの代償をいつか支払うことになるだろうという信念をもとう。あなたが正義の執行者になる必要はない。

▼怒って説教しない

あなたがどんなに努力しても、学ぼうとしない人間がいることを理解してもらいたい。無駄な努力をしてあえて問題をこじらせる必要はないのだ。

▼許す

あなたが他人にひどい仕打ちを受けた場合、許すことはひどいことをされたという自分の考えを変えることを意味するわけではない。そのことによって生じる感情的な昂ぶりを手放すことを意味する。許すことの最大の受益者は普通あなたである。（このテーマに関してもっと知りたい方はジャック・コーンフィールドの『許し、慈愛、平安の技術（The Art of Forgiveness, Lovingkindness, and Peace）』やフレッド・ラスキンの『永久に許す（Forgive for Good）』を参照してもらいたい）

全世界に向けた慈愛

愛の領域を「よそ者」に取り囲まれた「内輪」の小さなサークルに狭めようとする古代人の傾向に照らして考えると、その輪を押し広げる——最終的に全世界を含むまでに広げる——習慣を培うことが賢明である。ここにそのためのいくつかの提案がある。

「内輪」の範疇を広げる

わたしたちは特定のグループ（性別、人種、宗教、性的傾向、政党、国家）に自動的に同一化し、他のグループのメンバーを他人とみなす傾向がある。「内輪」と「よそ者」の違いにどうしても目がいってしまうのだ。そうではなく類似点に焦点を当てるようにしよう。すべてのものが他のすべてのものとつながっていることを認識してもらいたいのだ。つまり、惑星全体があなたの故郷であり、その上に暮らす人々はあなたの拡大家族だということである。あなたが普段自分ではないとみなしている人々を含む「あなた」という範疇を意図的に生み出してもらいたい。たとえば、車椅子に乗っている人を見たら、誰でもが何らかの点で障害者だということを考えよう。

とくに、自分自身のグループを評価し、他のグループを評価しないお決まりのプロセスに注意してもらいたい。[*3] そのような評価が実際にはいかに合理的な基盤をもっていないかに注意しよう。あなたの心が、他人を自分よりも劣った人間としてみなすささいな方法を自覚しよう。他のグループの人々の良いところに焦点を当てよう。人々をグループの代表としてではなく個人とみなそう。そうすれば偏見は少なくなるだろう。[*4]

脅威の感覚をやわらげる

すべての脅威の感覚に注意しよう。この感覚は、今日よりもはるかに危険な過去の環境の中で、わたしたちを守るために進化した。実際に、他人があなたを本当に傷つける確率はどの程度あるだろう？

相互利益

他のグループのメンバーと協力し合うチャンスを探してもらいたい（たとえば、子どもの世話をするとか一緒にビジネスをするなど）。人々が自分の幸福のためにお互いに依存し合い、お互いに信頼できる立派な人物として認め合うことができれば、お互いを敵とみなすのは非常にむずかしくなる。

ハートを温める

多くの人が耐えている苦しみを思い起こしてもらいたい。相手が子どもだったとき、どのようだったかも思い起こしてもらいたい。それは、わたしたちが小さな子どもに対して自然に感じる温かさや善意を刺激するだろう。

自分を愛していてくれる人のそばにいたときの気持ちを思い出そう。そうすれば他人を思いやる能力が刺激されるだろう。次に、あなたにとって「内輪」である人物を心から思いやった経験を思い出そう。そうやって形成される神経回路は「よそ者」を世話してやるときにも役に立つ。最終的に、「内輪」の感覚を押し広げ、地球上のすべての存在を含めよう。

慈愛についての瞑想

以下に紹介するのは慈愛についての拡大瞑想である。

注意力を保ったままリラックスできる姿勢を見出してもらいたい。呼吸に集中しよう。心を落ち着かせ、バランスのとれた広がりを心の中に作ってもらいたい。

ハートのあたりで呼吸の感覚を自覚しよう。自分が愛する人と一緒にいるときの感情を思い出してもらいたい。

その愛を感じつづけるのだ。その愛が呼吸のリズムと一緒に、あなたのハートに流れ込むのを感じてもらいたい。あなたのハートの中を流れるその愛が、万民に向けられたものであり、独自の命を持っていることを感じてもらいたい。

あなたがよく知っている人々、友だち、家族に対する愛を感じてもらいたい。寛大な慈愛が呼吸のリズムに合わせてハートの中を流れるのを感じてもらいたい。

その慈愛があなたの多くの知り合いの方に向かって拡大していくのを感じてもらいたい。かれらに最善のことが起こるように、あまり苦しまないように、本当に幸せになるように祈ろう。

あなたはこの慈愛を暖かさや光のように感じるかもしれない。あるいは、水の波紋がどんどん外側に広がり、より多くの人を取り込んでいくかのように感じるかもしれない。

あなたの慈愛が厄介な人々を含むまで広がっていくのを感じてもらいたい。あなたの慈愛は独自の生命と強さをもっているのだ。厄介な人でも慈愛をもって接すれば、さまざまな理由があってそのような人間になったことを理解できるようになるだろう。あなたは、自分を乱暴に扱った人々でさえあまり苦しまないようにと願い、彼らもまた幸せになってくれることを心から望む。

この慈愛の安らぎと強さはさらに外へと流れ、個人的には知らないが存在することはわかっている人々をも含むようになる。あなたが意見を同じくしていようがいまいが、好きだろうが嫌いだろうが、今日、あなたの国に暮らしているすべての人々に慈愛を感じよう。

あなたの拡大する慈愛が地球上に暮らす何十億もの人々に行き渡るのを感じよう。どこかで笑っている誰かに慈愛を感じよう。どこかで泣いている誰かに慈愛を感じよう。どこかで結婚した誰かに慈愛を感じよう。病気の子どもや親のめんどうを見ている人に慈愛を感じよう。心配している人に慈愛を感じよう。これから生まれてくる赤ん坊に慈愛を感じよう。これから死んでいく人に慈愛を感じよう。


あなたの慈愛は呼吸のリズムに合わせて、心地よく流れる。そして、地球上の生きとし生けるもののすべてを含むまでに広がっていく。

すべての生き物が安らかでありますように。

海や陸や空のあらゆる種類の動物が健康で安らかでありますように。

すべての植物が繁栄しますように。健康で安らかでありますように。

アメーバや細菌やウィルスでさえ、すべての微生物が繁栄しますように。あらゆる生き物が安らかでありますように。

すべての生き物は「内輪」なのです。
すべての子どもたちはわたし自身の子どもなのです。
すべての命はわたしの親戚なのです。
全地球がわたしの故郷なのです。

第10章　まとめ

▼誰かが苦しまないのを願うのが思いやりなら、その人物が幸福になるのを願うのが優しさである。それは愛する性質をもっているゆえに、「慈愛（loving-kindness）」という言葉が生まれた。優しさを実践するとき、あなたは憎しみの狼を手なずけ、愛の狼を養う。

▼優しくなる方法はたくさんある。まず優しくしようという意図をもたなければならない。次に、その意図を具体的な善意へと翻訳する、慈愛についての瞑想をする、日々の生活の中で優しさを発揮することに専念する、愛そのものを実践の道として用いるといったことが必要である。

▼他人があなたを優しく扱ってくれるときに親切にするのは簡単である。むずかしいのは、

他人にひどい扱いをされてもなお慈愛をもちつづけることだ。悪意を前にして善意をもちつづけることだ。

▼優しさはそれ自体が報酬であることを覚えておくと役に立つ。というのも、あなたが自分で正義を振りかざさなくても、相手は自分のしたことの報いを受けることが多いからだ。あなたは悪意に屈することなく、自分を主張できるのだ。

▼悪意を善意に変え、憎しみの狼を飼い馴らす方法はたくさんある。ひどい仕打ちをうけたとき、安易にそれを他人の悪意のせいにしてはならない。物事をあまりに個人的に受け止めるのをやめてもらいたいのだ。自分の悪意は、自分自身を苦しめるものとみなそう。そうすれば、自然にそれから解放されたくなるし、ひどい扱いに対して慈愛をもって応える決心がつく。そうやって自分自身を主張し、相手を許すのだ。

▼「内輪」のサークルを広げ、できるだけ広い世界を含めよう。自動的に「内輪」と「よそ者」を分けてしまわないように注意し、「よそ者」が実際には「内輪」であるような道を探そう。自分が脅威を感じるときを自覚し、本当に何らかの脅威があるかどうかを考えよう。意識的に他人に優しくし、全世界を慈愛で包み込もう。

パート4

知恵

第11章　マインドフルの基盤

注意の教育は抜きん出た教育になるだろう。

ウィリアム・ジェームズ（心理学者）

昨今、「マインドフル」という言葉をよく耳にするが、実際のところどういう意味なのだろう？　マインドフルであるということは注意のコントロールがよくできていることを意味する。どこでも好きなところに注意を向け、集中することができるのだ。

注意が安定していると、あなたの心も安定する。意識に浮かんでくるものによって揺さぶられてもいないし、乗っ取られてもいない。安定して落ち着き、揺れていない。注意はスポットライトのようなものである。それが照し出すものが、あなたの心へと流れ込んできて、あなたの脳を形作る。したがって、注意をコントロールする力を育むことが、あなたの脳すなわち心を作り直すためのもっとも強力な方法となる。[*1]

注意は他のすべての心の能力と同じように訓練し、強化することができる。本章と次の章で、注意力を養う多くの方法を紹介していきたい。まず脳がどのようにして注意を払うかを見てみよう。

マインドフルな脳

動物、とくにわたしたちのような複雑な動物が生きていくのを支えるために、脳は三つの欲求——情報を心の中に保管する、自覚の内容を変える、適度な刺激を見出す——のバランスを取ることによって注意の流れをコントロールする。

情報を保管する

脳は重要な情報を意識の前景に保管しておくことができなければならない。たとえば、一〇万年前のアフリカのサバンナでの叢の中の怪しい動き、今、聞いたばかりの電話番号などだ。わたしの博士論文のアドバイザー、バーナード・バースは意識のグローバルなワークスペース（「メンタル黒板」という簡単な呼び方もある）という強力な理論を開発した。[*2] 呼び方はどうであれ、それは入ってくる情報を保ち、古い情報を記憶から呼び出すスペースを指す。

自覚の内容をアップデートする

第二に、あなたの脳は新しい情報でこの黒板を定期的にアップデート（書き換えること）しなければならない。入ってくる情報は環境から入ってくる情報でもいいし、あなた自身の心から湧き上がってくる情報でもよい。たとえば、人ごみの中で見覚えのある顔を垣間見、誰だか思い出せないとしよう。最終的にその女性が友人の友人であるジェーン・スミスだということを思い出すとき、あなたはその情報で彼女の顔のイメージをアップデートする。

適度な刺激を求める

第三に、あなたの脳は刺激を求めるあらかじめ組み込まれた欲求をもっている。恐らくこの欲求は、わたしたちの祖先が食べ物やつがいの相手を捜しつづけるのを促すために進化したのだろう。極めて根深い欲求なので、感覚剥奪の部屋（完璧に光と音を遮断した小さな部屋に温かな塩水を張り、その中に浮かぶ）に入ると、脳は自らを刺激するために、幻覚的なイメージを生み出すことがある。[*3]

神経のバランスを取る

脳はいつも以上三つの欲求のバランスを取ろうとする。それがどのように働くかを見てみよう。

仕事でのプレゼンテーションや呼吸の感覚など、あなたが心に何かを抱くと、作業記憶（ワーキングメモリー）を支える皮質の部位（メンタル黒板の鍵となる部分）が比較的安定する。それを維持するために、一種の門が作業記憶を、脳を通過する他の情報のすべてから護る。その門が閉じられると、あなたは一つのことに集中する。新たな刺激が門を叩くと――画期的なアイディアや鳥のさえずりなど――門は開いて新しい情報が入ってくるのを許し、作業記憶をアップデートする。すると門は閉まり、他の情報を排除しつづける[*4]（もちろん、現実はもっと複雑である）。

作業記憶の内容が適度に刺激的である限り、安定したドーパミンの流れが生み出され、門を閉ざしたままにする。刺激が著しく低下すると、ドーパミンを放出するニューロンの脈動が遅くなり、門が開いて新しい情報が入ってくるのを許す。一方、新しいチャンスや脅威のせいでドーパミンの放出速度が急上昇したときも門が開く[*5]。

驚くほどシンプルなシステムが複雑な結果を生み出しているのだ。トッド・ブレーバーやジョナサン・コーエン[*6]があげている例にならい、一匹のサルが樹上でバナナをむしゃむしゃ食べているとしよう。バナナを食べつづけている限り、ドーパミンのレベルは安定し、サルの焦点は木に向けられたままとなる。ところが、バナナが少なくなってくると、報酬であるドーパミンのレベルが落ち、バナナを食べるという思考が散漫になる。あるいは、親しいサルが近くの枝に寄ってくると、その新しい刺激でドーパミンのレベルが急上昇し、意識に通じる門が開く。

このドーパミンに駆られたシステムは、大脳基底核に根ざす別の神経系と相互作用し、刺激（新しい食べ物やつがいの相手）を捜すことによるリスク（捕食動物や敵やその他の危険に自らをさらすリスク）と報酬のバランスを取ろうとする。大脳基底核は五感を通して入ってくる刺激や、心そのものからやってくる刺激を記録する言わば「スティモスタット（刺激調節装置）」である。刺激の量が一定の識閾を超えていれば、刺激探しを発動する必要はない。だが、刺激がそれよりも落ちると、大脳基底核は脳に信号を送り、もっと多くの刺激を得ようとする。すると、あなたは退屈な会話の中で、挑発的になっていたり、瞑想中、思考に我を見失っていたりする自分に気づく。

神経学的な多様性

情報を保管する、意識をアップデートする、刺激を探す（次頁の表を参照）といったことに関する性向は人によって大幅に異なる。たとえば、一口に正常な気質と言っても、その中には、新奇さや興奮を追い求めずにはいられない人々と、予測可能性や静けさを好む人々との両方が含まれる。だから、正常な範囲内にいる人たちでも、さまざまな試練に直面することがある。（学校や会社で）あまり興味深くもない物事にずっと注意を向けることを要求される現代生活においてはなおさらである。たとえば、意識を簡単にアップデートする人は、記憶に通じる門が開け放たれており、無関係な

注意の三つの局面におけるさまざまな傾向の結果

注意の局面に関する傾向	注意の局面とその結果 情報を保管する	 意識をアップデートする	 刺激を捜す
高	執着 「注意のしすぎ」	浸透性のフィルター 注意散漫 過剰な感覚的刺激	活動過多 スリルを求める
中	適度な集中 注意を振り分ける能力	心の柔軟性 吸収 収容	熱中 適応性
低	集中の疲れ 小さな作業記憶	固定的な見方 忘れっぽい 平坦な学習曲線	行き詰まり 無関心 無気力

刺激や気が散る刺激を除外するのに苦労する。

生得的にどのような性向をもっていようが、あなたが注意力をどのようにコントロールするかは人生経験や文化によって左右される。現代の西洋文化は、脳が処理し切れないほどの情報によって脳に緊張を強い、時に圧倒することがある。わたしたちの文化はまた驚くほど豊かな刺激の流れ――ビデオゲームやショッピングモールを思い浮かべてもらいたい――に脳を浸らせている。そのため、刺激が少しでも途絶えると、退屈に感じる。現代生活は基本的に、わたしたち全員の出発点になった気が散りやすい「サルの心」を養い、それにステロイド（訳者注：筋肉増強や消炎に使われる副作用の強い化合物）をあたえている。他にも、動機、低い血糖値、病、不安、うつといった他の要因が、わたしたちの注意力に影響をあたえることがある。

あなたの個人的なプロフィール

わたしたちはめいめい注意をコントロールする能力に関し、独自の個人的なプロフィールをもっている。それは気質、人生経験、文化的な影響力、その他の要因によって形作られる。全般的に考えた場合、あなたの注意力の長所と短所は何だろう？　あなたはどんなところを改善したいだろう？

してはならないことの一つはこのプロフィールを無視することである。なお悪いのは、それを恥じて、あなた個人の四角いプロフィールを無理やり丸い型にはめ込もうとすることだ。もう一つ、自分の傾向にまったく挑戦しないのも考えものだ。わたしが勧めるのは「中道」と呼ぶべき道で、自分のプロフィールを大切にしながら、時間をかけてゆっくりと注意をコントロールする力を身につけていく方法である。

あなたのアプローチを個人化する

ここで瞑想を例に取って話を進めよう。瞑想の多くの伝統的な手法は比較的刺激のレベルが低かった時代や文化の中で開発された。だが、はるかに多くの刺激に慣れてしまっている今日の人たちについてはどうだろう？　とくに、バイタリティに溢れた活発な人たちはどうだろう？　そのような人たちが瞑想の実践を諦めるのをわたしはたびたび見てきた。自分自身の脳に合うようなやり方を見つけることができなかったからだ。

生得的な影響力という観点から見れば、神経学的な多様性は性別（ジェンダー）、人種、性的嗜好などのバリエーションよりはるかに重要である。もし瞑想の伝統がもっと多様な人々を実践者に加えたければ、多様な脳を招き入れる方法をあみださなければならない。さらに、画一性を嫌い、効率性を重視するここ西洋社会では、個人の性格や生活パターンに合わせて、瞑想の実践をカスタマイズする必要がある。

あなたがもっと集中力をつけたいのは、仕事をしている最中だろうか？　それともパートナーと話をしているときや、瞑想をしている最中だろうか？　いずれにしろ、自分の性格にあった独自のアプローチを採用してもらいたい。たとえ、マインドフルになれなくても、自分を責めてはならない。あなたのせいではないのだから。自分自身を思いやる気持ちはドーパミンのレベルを上げ、心を落ち着かせる役に立つだろう。

次に、注意の三つの局面――情報を保管する、意識をアップデートする、刺激を求める――のうち、どれがあなたにとって一番むずかしいかを考えてもらいたい。たとえば、あなたは集中しようとするとすぐに疲れるだろうか？　あなたは穴だらけのフィルターをもっており、それゆえ周囲の多くの光景や音に気を散らされるだろうか？　あるいはあなたは豊かな刺激のダイエットを必要とする人間だろうか？（それともこれらの組み合わせだろうか？）

本章の残りでは、注意を上手に制御する一般的な手法を探求したい。そして次の章では、瞑想を用いてあなたの注意の能力を改善するためのトレーニングをしてみたい。

明確な意図をもつ

前頭前野皮質のパワーを用いて、もっとマインドフルになるという意図をもとう。

・集中を要するすべての活動をはじめる前に周到な意図をもとう。「心が安定しますように」といった言葉を心の中で唱えてもよいし、黙って決断する感覚を呼び覚ましてもよい。
・あなたの知り合いの中で、極端に集中力の高い人になったときの感覚を身体で感じてみよう。そのためには、脳内の共感システムを用い、あなた自身の中でその人物の性格をシミュレーションしてみる必要がある。
・あなたの意図を刷新しつづけよう。たとえば、会議の最中なら、数分ごとに集中していようと決心することができる。わたしの友人の一人は小さな機械を使ってさまざまなインターバルで振動するように設定する。それをポケットの中に入れておいて、ウェイクアップ・コールとして使うのだ。
・日々、マインドフルになる習慣を育むことによって、何事にも集中力をもって取り組むことを日課にしよう。

マインドフルな心を支えるもの

・ペースダウンする。
・無駄口をたたかない。

・できれば、一度に一つのことをする。
・日々の活動をしている間、呼吸に焦点を当てる。
・他人と接するときには、リラックスして穏やかな気持ちで接する。
・電話のベルが鳴る、トイレに行く、水を飲むといった日常的な出来事を、中心の感覚を取り戻すための「梵鐘」として活用する。
・食事の際、少し時間を取って食べ物がどこから来たかについて考える。たとえば、パンを作っている小麦に集中していたとすれば、麦が畑に生え、収穫されて脱穀され、蓄えられ、ひかれて粉になり、パンとして焼かれ、マーケットに出荷されて食卓に上るまでの全過程を想像することができる。この方法を使えば、数秒後にかなり遠くまで行くことができる。あなたはまた小麦をあなたのパンに変えるのを手伝った人々や、それに関わった装置やテクノロジーだけではなく、野生の穀物を栽培する方法を編み出した古代の祖先のことも想像できるだろう。
・人生をシンプルにしよう。大きな快楽を得るために小さな快楽を諦めよう。

目覚めて、注意を張り巡らす

脳は十分に目覚めていなければ、十分に注意を向けることができない。不幸なことに、平均的な人間は睡眠を剝奪されており、その睡眠時間は身体が本当に必要としているより約一時間短い。十分な睡眠を取るように努めよう（「十分」がどれぐらいかはあなたの体質、および疲れ具合、病、甲状腺の問題、うつといった要因に左右される）。換言するなら、細心の注意を払って自分自身のめんどうを見よう。疲れているときに注意を払おうとするのは、消耗した馬にはっぱをかけて上り坂を走りつづけさせるようなものである。

あなたが適切に休んでいるものと仮定して、あなたの注意力を高めるいくつかの追加的な要素がある。

- 背筋を立てて坐ることは網様体（脳幹内の網目状のニューロンのネットワーク）へのフィードバックを行い、あなたが警戒して注意を保っている必要があることを伝える。脳幹は目覚めていることや意識に関わっているのだ。教師や瞑想の指導者が「背筋をピンと伸ばして座りなさい」と言う神経学的な理由はそこにある。
- 「心を輝かせなさい」という伝統的なフレーズは、意識をエネルギーで満たし、明晰になりなさいという意味である。事実、眠気を覚ますために、文字通り光を思い浮かべるようにと時々勧められる。神経学的に見れば、この「輝かせる」は脳内のノルエピネフリンの急増と関わっている。ストレス反応によっても生み出されるその神経伝達物質は注意力を育てる導きの信号である。

• 神経系にとっての酸素は車にとってのガソリンに似ている。体重の二パーセントにすぎないあなたの脳は酸素の全消費量の二〇パーセントを使う。何度か深い呼吸をすれば、血液中の酸素濃度が上がり、脳を活性化する。

心を鎮める

心が鎮まれば、あなたの気を散らすことが浮かんでくることが少なくなり、集中するのが容易になる。5章でわたしたちは「鎮火する」方法を探求した。これらは身体をリラックスさせ、感情や欲求を穏やかにすることを通して、心を鎮めるのを助ける。ここでの手法は言葉によって思考の喧騒——頭の後ろ側で聞こえる終わることのないおしゃべり——を鎮めることに焦点を当てる。

一つの全体として身体を自覚する

脳のいくつかのパーツは相互抑制によってつながれている。あるパーツが活性化すると、それが他のパーツを抑制するのだ。左脳と右脳はある程度こうした関係をもっている。あなたが活動に専念することによって右半球を刺激すると、左半球の言語中枢が効果的に沈黙させられるのだ。

あなたが身体を一つの全体として知覚すると、右半球はさらに活発となる。そのようなとき、わたしたちは右半球の全体的なゲシュタルト・プロセッシング（形態処理）を利用するからだ。

全身の自覚を高めるには、呼吸を一つの全体としてとらえることからはじめればよい。普段のように、注意が感覚から感覚へと移っていくのを許すのではなく、呼吸をお腹、胸、喉、鼻で経験する一つの統一された感覚のゲシュタルトとして味わうのだ。この統一された感覚のゲシュタルトが一、二秒後に崩れ去るのは正常なことである。そんなときには、もう一度、統一された感覚のゲシュタルトを生み出してもらいたい。そして、一つの知覚として感じられる全体としての身体を包含するまで自覚を広げてもらいたい。そのような全体としての身体の感覚もまた、素早く崩れ去るだろう。特に最初のうちはそうに違いない。そのようなときは、たった一秒間でもいいから、それを再び取り戻すのだ。練習を積めばうまくなり、日々のミーティングの最中でも、できるようになるだろう。

全身の自覚は言語的精神を鎮めるほかに、ワンネス（singleness of mind）を支える。これは経験のあらゆる側面が全体として寄り集まり、注意が非常に安定する瞑想状態である。次章で見ていくように、それは深い瞑想状態の一つの要素なのだ。

言語中枢を黙らせる

言語中枢にやさしい指示を送り、黙らせよう。「リラックスして静かになるときよ。今すぐ話す必要があることは何もないわ。今日はこの後、話す時間はたくさんあるんだから」などと語りかければよい。言語中枢を黙らせるとき、あなたは前頭前野皮質の抑制する力を用いる。頭の中の声が再びしゃべりだしたときには、指示を繰り返してもらいたい。たとえば、「おしゃべりする時間ではないわ。あなたの不満の声が負担になるの。このミーティングの後に話すことができるわ」。代わりにあなたは好きなことわざや呪文や祈りを心の中で繰り返すといった他の言語活動で脳の言語中枢を満たしてもいいかもしれない。

お望みなら、自分が集中している活動をやり終えた後、実際に心に不平を言わせることを自分自身と約束してもいいかもしれない。この約束は必ず守ろう。心の中で言葉の流れを勢いづかせるのは、妙に楽しく興味深い。その大半がいかに気まぐれで意味のないものかを理解する助けになるだろう。

アウェアネス(気づき)になりきる

集中力が身につくと、あなたはますますアウェアネスそのものになっていく。アウエアネスは心の対象（知覚、思考、欲求、記憶、感情など）を含んでいる。心の対象はお互いにあわただしく動き回っているが、アウェアネス自体はそれによって妨げられることはない。アウェアネスは心の対象物を映す画面のようなものである。禅の言葉にあるように、池に映ったガチョウは空を飛んでいるのだ。だが、アウェアネスは通り過ぎていく出来事に汚されることもないし、揺さぶられることもない。

あなたの脳の中で、アウェアネスの内部に表現される神経のパターンはきわめて変化に富んでいるが、主観的なアウェアネスの経験の基盤である表現能力自体は普通かなり安定している。その結果、アウェアネスそのものになればなるほど、内的な明晰さと平和の心地よい感覚がもたらされる。これらの感覚は瞑想によって磨くことができるが、普段の生活の中で磨くことも可能である。次に紹介するガイドを活用してもらいたい。

アウェアネスになりきる

リラックスしよう。目は開けたままでも、閉じてもよい。ただそこに座り、平和な気持ちで穏やかに呼吸するのだ。呼吸が入ってきては出ていく感覚を観察しよう。観察しているという明瞭な感覚を、観察されるものからしっかりと切り離してもらいたい。

心の対象に引き寄せられることなく、その流れを観察しよう。心の「餡」を追いかけてはならない。「鞭」と戦ってもならない。思考をもつのは良いが、思考になってはならない。アウェアネスの内容と同一化してはならない。スクリーンの中に踏み込まずに、映画を見つめよう。

次々に起こる経験をどうにかしようと思わないで、そのままやり過ごしてもらいたい。

心の対象に関し好き嫌いが生じるかもしれない。そのような好みをもう一つの心の対象として受け入れよう。すべて心の対象は同じ性質をもっている。生じては、消えていくのだ。

現在の瞬間にとどまろう。過去を捨て、未来を手放そう。一瞬を次の一瞬につなげようとせずにそれぞれの瞬間を受け入れよう。過去を思い出すのでも、未来を計画するのでもなく、現在にとどまろう。緊張もないし、何かを探すということもない。もつものも、することも、存在するものもない。

心の対象と対象とのギャップに気をつけよう。それが、アウェアネスの場をその内容と区別する明確な方法である。たとえば、「呼吸をしている」といったような具体的な思考を故意に思い浮かべ、その思考の直前や直後に存在するものを観察しよう。何事も拒まない懐の深さ、使われていない能力、肥沃な空間があることを理解しよう。

アウェアネスの空間のような性質に注意してもらいたい。それは何かが現れるまで、果てしなく静かで沈黙しており、空っぽである。それはまた一切のものを懐に抱けるほど広大で、永遠に現在にとどまり、流れ星のようにその中を横切っていく心の対象によって変えられることはない。だが、アウェアネスの概念――もう一つの心の対象にすぎない――をアウェアネスそのものと取り違えてはならない。ただ存在し、現在にとどまり、境界のない無限に心を開いてもらいたい。

アウェアネスの他の性質を穏やかな気持ちで探求しよう。アウェアネスについていろいろ考えるのではなく、直接体験してもらいたいのだ。アウェアネスには一種の輝きがあるだろうか？　アウェアネスは霊妙な思いやりをもっているだろうか？　心の対象はアウェアネスそのものが変形したものにすぎないのだろうか？

第11章　まとめ

▼あなたの注意を通して流れるものがあなたの脳を形作る。したがって、注意をコントロールすることが脳すなわち心を形作るもっとも効果的な唯一の方法かもしれない。注意は他の精神的な能力と同様、訓練し強化することができる。マインドフルネスとは、注意がうまくコントロールされていることを意味する。

▼注意は三つの側面――アウェアネスに情報を保管する、新しい情報でアウェアネスをアップデートする、適度な刺激を探す――をもっている。

▼情報は、ドーパミンをベースとする一種の門をもっている作業記憶の中に蓄えられる。刺激が減少するか増えることによってその門が開き、新しい情報が記憶の中に流れ込んでくるのを許す。

▼大脳基底核は一定量の刺激を求める。あなたが受け取る刺激の流れがその量を超えていれば、何の問題もない。だが、流れが枯渇し、しずくになると、大脳基底核はより多く

の刺激を見出すために脳の他の部分に信号を送る。

▼これらの三つの注意の局面は、神経学的な多様性に応じて、めいめい異なっている。それぞれの人間は自分独自のプロフィールをもっているのだ。あなたの仕事、家庭生活、霊的実践などをあなたのプロフィールに合わせ、時間をかけて注意を改善するのは、賢明なことであり、自分をいたわることにもつながる。

▼あなたの注意を改善する一般的な方法には、明確な意図をもつ、目覚めて注意を張り巡らす、心を鎮める、アウェアネスになりきるといったことが含まれる。

第12章 至福の集中

鋭い洞察と穏やかに待つ心が手を結ぶと、苦しい状態から完全に脱することができる。

シャーンティデーヴァ(インドの聖者)

注意をうまくコントロールできるようになると、洞察や知恵がもたらされる。マインドフルネスを高める最善の方法は瞑想を活用するものである。これまで瞑想したことがなかったとしても心配ない。世界中のビジネスの場や学校や病院で、人々は今、より生産的になるために、また上手に注意をコントロールできるようになるために、瞑想を学んでいる。癒しを促進するためや、ストレスを減らすために瞑想を学んでいる人たちもいる。わたしたちは、注意を訓練する多角的な方法を探るために瞑想を活用する。これらの方法はあらゆる状況に適用できるだろう。

瞑想の力

瞑想によって得られる集中力は注意のスポットライトをレーザービームに変える。集中は洞察の連合軍である。伝統的な仏教徒の比喩の中にそうした考えが見られる。「わたしたちは無知の森の中にいることに気づき、知恵に至る道を切り開くために鋭いナタが必要であることを悟る。洞察は刃を鋭くし、集中はそれに力を与える」。もっとも深いレベルの集中はあらゆる伝統で重視されている。たとえば、仏教の八正道には正定と呼ばれる道が含まれている。これはジャーナ（jhanas＝パーリ語で「禅」を意味する）と呼ばれる四つのきわめて集中した心の状態を培うことを意味する（このような心の状態に入るには普通献身的な鍛錬が必要である。本章はジャーナに入るためのハウ・ツゥを解説するものではない）。

瞑想の挑戦

瞑想は注意力を強化するためにそれを試す偉大な方法だが、進化の流れに挑戦するものである。なぜならわたしたちの注意力は人類が生き残るために進化させてきた傾向に反するからだ。

呼吸のような対象に集中する注意の訓練を思い浮かべてもらいたい。何分間もつづけて一つのことに注意を固定した動物は、他のすべてのことを締め出し、刺激を求める必要性をなくしてしまった。恐らく木漏れ日に気を奪われ、近くに潜む捕食動物の存在に気づかなかったのだろう。そのため、かれらの遺伝子は後世に受け継がれなかった。モンキー・マインド（猿のような心）という言葉があるのをご存知だろうか？ビクビクした落ち着きのない注意を指す伝統的な批判用語であるが、それがまさに、わたしたちの祖先が生き延びるのを助けたものなのだ。

何かに集中する瞑想とは異なり、心に浮かんでくるものを、とらわれることなく無選択に自覚する開かれた瞑想もある。それもやはりわたしたちの進化の性質に背くものである。感覚、感情、欲求、その他の心の対象は注意を引きつけ、あなたはそれらに反応すると考えられている。それらに飛び乗らずに過ぎてゆくのに任せるのは自然ではない。

このように瞑想が進化の流れに対する挑戦であることを理解していれば、自分を追い詰めることなく余裕をもって瞑想に取り組むことができるだろう。

集中の五つの要素

人々は何千年にもわたって、瞑想という実験室で、注意力を強化する方法を模索してきた。たとえば、仏教は心を安定させるための五つの鍵となる要素を認めている。

- **注意の適用**――呼吸のはじまりのような対象にまず注意を向ける。
- **注意の維持**――注意の対象に集中しつづける。たとえば、息を吸うことを始めから終わりまで自覚しつづける。
- **歓喜**――対象への強烈な興味。時にとてつもない至福感として経験される。
- **喜び**――幸福、満足、心の平安を含むハートの喜び。
- **ワンネス（万物の一体性）**――万物が一体として経験されるアウェアネスの統一。思考の減少、落ち着き、強い存在感。

これまでの章で紹介してきた注意力を強化する方法を参考にして、これら五つの要素の神経的基盤をいかにして発達させればいいかを見ていこう。たいていの人の場合、鍛錬を積めば集中はひとりでに深まる。[*1] あなたが瞑想の新参者であろうが、熟練者であろうが、深い瞑想状態に達するために、あなたの脳の内部でできることがあることを実際に知るのは素晴らしいことである。

事をシンプルにするために、わたしたちが瞑想と言う場合、呼吸に集中する座った瞑想を指すと考えてもらいたい。とはいえ、以下の提案は他の行（ヨガやチャンティングなど）や注意の対象（マントラや慈愛）にも適用できる。心が安定したら、その安定性と集中力を他の瞑想の訓練（洞察瞑想、祈り、永遠の探求など）や日常的な活動にもあてはめてもらいたい。

まず注意の適用と維持をとどこおりなく行うための提案をしていきたい。そのあとで、歓喜や喜び、そしてワンネスを探求する。そして、五つの要素すべてをまとめる誘導瞑想によって締めくくるつもりだ。

対象に注意を向けつづける

以下の提案はアウェアネスの内容との関わりを深め、（これまでの章で述べた）作業記憶に通じる門を閉ざしたままにするのを助けてくれるだろう。

- あなたがどれだけうまく呼吸を見つめているかを見守り、もし注意力が衰えはじめたら、それを知らせてくれる小さな守護天使を想像してもらいたい。この守護天使は、目標と実際の行動とを比べる前帯状皮質（ACC）に主として「住んでいる」。ACCは注意を適用・維持することに関わるあなたの脳の一部なのだ。
- 息を数えたり、息に注意を払ったりすることによって、あなたの脳の言語中枢に働きかけよう。たとえば、心の中で、呼吸を一から一〇まで数え、それを繰り返すのだ。途中でいくつまでカウントしたかわからなくなったら、また一からはじめればよい（一〇から一に向かってカウントダウンする方法もある）。意欲があるなら、途中で数字を見失わずに、一〇まで数える試みを一〇回、締めて一〇〇回数えることを目指してもらいたい。お望みなら、両手を握ってはじめ、一セット終わるごとに指を一本ずつ立てていくのもいいだろう。これは瞑想を含め、心を素早く落ち着かせる素晴らしい方法になりうる。

• 呼吸をするたびに出入りする息に注目しよう。もし助けになるなら、他の心の対象、「思考」「記憶」「心配」「計画」などに注目するのもよい。

• 感謝の気持ちをこめて呼吸をしよう。感情がこもれば、自然に対象に対する注意が強化される。加えて、脳を一つの全体として働かせる。その結果、注意の対象により多くの神経回路が関わるようになる。

気を散らすものをふるいにかけて締め出す

気を散らす侵入者を防ぐことによって、心の中に比較的静かなスペースを確保するいくつかの方法がある。

• 瞑想をはじめる前に数分取って、周囲の音やその他の刺激に心を開き、探求しよう。逆説的だが、気を散らすものを招き入れることが、それが出ていくのを促すのだ。その場合、入ってくる刺激に対して「第二の矢」を放たないようにしなければならない。周囲に刺激が絶えないとしても、脳はすぐに慣れてしまって、しばらくするとそれらに注意を払うのをやめてしまう傾向がある。

•周囲の刺激はあなたの家のドアをノックする人間に似ている。もし無視をすれば、ドアをたたきつづけるが、ドアを開ければ、中に入ってきて用件を言い、普通は去っていく。あなたが完全に刺激を受け入れれば、それを支える神経活動のパターンも浮上し、その役割を終える。そして、作業記憶をアップデートする強力なプロセスが取って代わる。

•気が散っているという感覚が収まったら、再び注意の対象に焦点を当てよう。また気が散りはじめたら、再び気を散らすものに数分間心を開いていよう。

•気を散らす考えが出てきたら、初期のうちに撃退し、呼吸に注意を戻してもらいたい。そうすれば新たな神経の結合が完璧に形成される前に壊すことができる。

•瞑想中に他のことに気を奪われたら、後でそのことについて考えられることを思い出してもらいたい。今は瞑想に専念するときなのだと自分自身に言い聞かせるのだ。それは前頭前野皮質の力を用いて、知覚や思考の流れに影響を及ぼす方法である。[*2]

•心の中を通り過ぎていくものはすべて一時的なショーであることが観察していれ

ばわかるはずだ。舞台上でショーが次々に上演され、新しいショーに取って代わられるのだ。それなのに、どうして一つのショーにのみ夢中になれるだろう?

• なにはさておき、瞑想をしている間は、気を散らすものを注意の対象にしよう。一度、呼吸に集中しようとしていたとき、大きなエアコンの音に気を散らされつづけたことがある。しばらくたってから、わたしは諦め、その音に注意を切り換えた。そして、徐々に集中力を取り戻した。

刺激を求める欲求を管理する

以下に紹介する方法は瞑想の刺激を高める。それらは活発な気質の人々にとってとりわけ有効である。大切なのは瞑想のつらさから逃れるためではなく、心を安定させるために用いることだ。

• 脳は新たな刺激に反応しやすい。したがって、それぞれの息の性質に注意してもらいたい。上唇のさまざまな場所の微妙な感覚の違いに注意を払うことによって、新鮮な情報を取り入れるのだ。

• 胸全体の複合的な感覚にも焦点を当ててみよう。あるいは、呼吸があなたの全身にどのようにしていろいろな感覚を生み出すかに注意しよう。たとえば、お尻や頭の微妙な動きなど。

•呼吸を小さなパーツに分ければ、より微妙な感覚が味わえる。吸気、呼気、その間のちょっとした間の三つだ。吸気や呼気をさらに細かく分けることもできるだろう（これと同じ手法を歩く瞑想やその他の行にもあてはめてみよう）。

•静かに座ってする瞑想より歩く瞑想の方がより多くの刺激をもたらすので、是非試してみてもらいたい。ヨガや太極拳など、瞑想と関わりの深い行を活用するのもいいだろう。

•充足感や満足感をしっかり感じてもらいたい。いずれも刺激を高め、あなたが今のままで満足していて、他のものに手を出す必要はないというメッセージを伝える。

•ニュートラルな感覚（快くも、不快でもない感覚）は刺激的ではないので、つい刺激を求めたくなる。そのようなときは、それらが「ニュートラル」であることに注目することによって刺激を高めよう。

歓喜と喜び

次の集中の要素は歓喜と喜びである。これらの肯定的な感情は作業記憶の神経基盤に安定して高い濃度のドーパミンを送り込むことによって、集中するのを助ける。前章で見たように、ドーパミンのレベルが下がっても、急激に上がっても作業記憶に通じる門、すなわちアウェアネスの場に通じる門が勢いよく開く。快い感情によって維持されるような安定した高濃度のドーパミンはスランプに陥るのを防ぐ。さらに、ドーパミンを放出するニューロンがすでに発火速度の頂点近くにある場合、それ以上は高くには行けないので、レベルが急上昇することはない。このようにあなたの感情が楽しくて、より強烈であればあるほど、ドーパミンの放出量が多くなり、集中しやすくなる。

要するに、深い瞑想状態に入り込んでいても、午後のミーティングで集中しているときでも、幸福感が実際に助けになりうるということだ。わたしは瞑想の最中に快適な感情を強化することが素晴らしい効果を発揮することを個人的に見出してきた。集中力を著しく高めるのだ。

ではここで歓喜や喜びを強化する方法をいくつか紹介しよう。最初は瞑想の最中に試してみて、それから日常的な状況の中で試してみてもらいたい。

- 歓喜や喜びが自然に込み上げてくることに注意しよう。それらに心を開き、招き入れよう。
- 心の中で自分自身にこう囁こう。「歓喜（至福）が生じますように。喜び（幸福、満足、平安）が生じますように」。リラックスしたまま、歓喜や喜びが生じるのを祈ろう。

• 歓喜や喜びを呼吸の感覚と統合しよう。呼吸とともに至福を感じ、心を鎮めるのだ。そして呼吸が平安をもたらすのに任せよう。

• 歓喜ないし喜びをあなたの注意の新しい対象にして、それらの対象にもっと深く入り込んでもらいたい。

• 喜びは幸福、満足、心の平安を包含するが、その一つ一つを探求しよう。とくに心の平安は仏教における七つの悟りの要素の一つであり、わたしたちを集中に導いてくれる。ガラスの鏡面を髣髴《ほうふつ》とさせる静かな池のような平和で静かな感覚を磨き、実際に味わってもらいたい。

• 歓喜、幸福、満足、心の平安のニュアンスの違いを感じとろう。将来、心に呼び出すことができるように、それぞれの状態のはっきりした感覚を摑んでもらいたいのだ。時がたてば、強烈な歓喜の感覚が引いていき、より微妙だが崇高な幸福、満足、心の平安に取って代わるのは自然なことである。

• 呼吸を多少速くすることで、これらの心の状態を強める実験をしてみよう。ある状態が数秒間、ときには数分間強くなる自然のリズムというものがあるのだ。また、元に戻ったら、再びやってみればよい。

• 瞑想をしている間に、歓喜から幸福、満足、心の平安へと注意を移していくという方法もある。瞑想が終わりに近づいたら、心の平安から歓喜へと一気に飛ぶのではなく、逆向きに満足、幸福、歓喜へと遡る旅をしてもらいたい。

・これらのさまざまな心の状態を喚起するためのコツを掴んでもらいたい。だが、心を操りすぎたり、何らかの特定の結果に固執したりしてはならない。

ワンネス

ワンネスはアウェアネスの統一を含んでおり、注意の対象に深く没頭することがベースになっている。思考は最小限に切り詰められ、心が極めて安定した状態だ。「今、ここ」に存在していることを強く感じ、心のざわつきが収まっていく。

この状態はおそらく経験豊富な瞑想家に見られる高周波のガンマ波に関連している。[*3] 瞑想が深まっていくと、ガンマ波の活動が広がると同時に強化されるようだ。おそらくその活動は広がるスペース感覚やアウェアネスの安定の根底にあるものだろう。

ワンネスは他の四つの集中の要素がそろうと、自然に生み出される傾向があるが、他にもワンネスを促す方法がいくつかある。まず第一に、前に論じたように、全身の自覚は右半球の全体的なゲシュタルト・プロセッシングを刺激し、心の統一を助ける。全身の自覚を経験するために、呼吸を一つの全体として感じることからはじめ、その感覚を全身を含めるまでに広げよう。失敗したら、安定するまで繰り返そう。次に、過去と未来を手放し、あるがままの現在の瞬間に自らを委ねよう。瞑想の最中、心配したり、計画を練ったり、空想したりするのはやめよう。今、ここの連続性を育んでもらいたいのだ。三番目に、個人の感覚をできるだけ遠ざけよう（これについては次の章でもっと詳しく探求する）。過剰な「わたし」はあなたの気を散らし、ワンネスの感覚を遠ざけてしまう。

集中瞑想

どこから始めようと、あなたは集中力をつけることができる。それは筋肉のようなものである。使えば使うほど、強くなる。どうしようもなく心がさ迷ったときには、自分を批判しないようにしよう。ただ単に次の呼吸の自覚に戻ればいいのだ。仏教の師、ジョセフ・ゴールドスタインは、リラックスしてもいいがぼんやりするなと言う。重要なのは過去に起こったことではなく、今あなたがしていることだ。あなたはいつでも再び呼吸に注意を向け、その注意を維持することができる。いつでも歓喜や喜びに心を開き、ワンネスに深く入り込んでいくことができる。

ブッダは瞑想の行のための一種のロードマップを提供した。心を安定させ、鎮め、一つにし、集中させる方法だ。それを次に紹介する瞑想の指針として活用したい。

瞑想

まず快適な姿勢を見つけよう。リラックスしていながら、注意力が行き届く姿勢だ。目は閉じてもいいし、開けたままにして一メートルぐらい前を見つめていてもよい。

入っては出ていく音を自覚しよう。身体のさまざまな感覚、思考、感情を自覚しよう。とくにあなたの気を散らすもののすべてに注意してもらいたい。しばらく気を散らすものに集中し、呼吸に注意を戻せるかどうかを試してみよう。

言葉を使って、あるいは使わずに、瞑想の意図をはっきりさせてもらいたい。集中している人物を想像しよう。あなたの知り合いでもいいし、ブッダのような歴史的人物でもよい。

心底からリラックスしよう。大きく息を吸って、緊張が身体から抜けていくのを感じながら、ゆっくりと息を吐いてもらいたい。呼吸のたびにどのような感覚が身体に生じるかに注目してもらいたい。冷たい空気が入ってきて暖かい空気が出て行くのを感じ、胸とお腹が出たり引っ込んだりするのを感じるのだ。どんな方法であれ呼吸をコントロールしようとしてはならない。ただ起こるがままに任せるのだ。瞑想の間ずっと呼吸を自覚しつづけ、一種の錨として用いよう。

自分は安全だと思ってもらいたい。あなたは保護された状態にある。だから、警戒を解いて注意を内側に向けることができる。

自分自身を慈しんでもらいたい。感謝のような優しい感情を含め、その他の心地よい感情を思い出してもらいたい。

この瞑想の効果があなたの中に浸透し、あなたの心や脳をさらに健全な方向へと向かわせるのを感じてもらいたい。

それでは、これから五分ほど、一回一回の呼吸に最初から終わりまで付き合ってもらいたい。あなたの心の中に小さな守護天使がいて、あなたの注意を見守り、注意が散漫になりはじめたらすぐにあなたに知らせるところを想像しよう。それぞれの呼吸に完全に自らを明け渡し、他の一切を捨てよう。過去も未来も手放し、それぞれの呼吸と一緒に現在にとどまろう。

胸や上唇など、呼吸によって感覚が生じやすい場所があることを突き止めよう。一回一回息を吸いはじめるときに、それらの感覚に注意しよう。そして、初めから終わりまでそれらに注意しつづけよう。吸気と呼気との間のスペースも自覚しよう。次に、呼気に注意を向け、最後まで注意しつづけよう。

もし助けになるなら、心の中で一から一〇まで呼吸を数えよう。途中で回数がわからなくなったら、初めから数え直せばよい。あるいは、呼吸するたび「入る、出る」と静かに唱えてもよい。集中が深まったら、声に出すのはやめよう。

この瞑想の最中、呼吸に自らを完全に明け渡し、他のすべてを手放そう。それぞれの呼吸の感覚を認識してもらいたい。息を吸うときには息を吸っていることを認識し、息を吐くときには、息を吐いていることを認識するのだ。

では、歓喜ないし喜びの感情を自覚してもらいたい。それらの感情に心を開き、招き入れるのだ。「至福が生じますように。幸福が生まれますように」と心の中で唱えてもらいたい。しばらくの間、あなたの注意をそれらの感情に集中させよう。少し呼吸を速めれば、歓喜や喜びの感情が強まり、あなたは至福に包まれるだろう。

幸福感と満足感に満たされ、心が落ち着くのを感じよう。歓喜、幸福、満足、心の平安のそれぞれの性質を細かく探求しよう。

今、あなたの心は鎮まっている。上唇の呼吸の感覚に注意が集中し、思考はほとんど生まれない。たとえ生まれたとしても、すぐに過ぎ去ってゆく。

呼吸は切れ目がなく、一つの全体として感じられる。呼吸とともに若干変化する全身の感覚を自覚してもらいたい。あなたは心を通過する何かのために動いていないし、それに抗して動いてもいない。何かが心の平安を妨げようとしているように思えても、それをやり過ごし、リラックスしてもらいたい。

あなたの心はワンネスに入っていく。なにもかもが一体だという感覚が強まっていく。思考はほとんど浮かんでこないか、まったく浮かんでこない。境界や防壁の感覚が心の中で崩れ落ちる。何物にも抵抗せず、完全に手放す。心の中で統一感が広がり、強まっていくのを感じてもらいたい。いまだかつて味わったことのない豊かで深い心の状態が生まれるのにまかせてもらいたい。一切の思考を手放そう。呼吸に没頭し、呼吸と一つになるのだ。呼吸への没頭がますます楽になる。何物にも手を伸ばす必要がないし、存在するものは何もない。洞察が次々に生まれ、かすかな渇望の名残が消滅する。あなたは完璧に平和で自由だ。

お望みなら、ゆっくりと瞑想を終わらせてもらいたい。あなたはどんな境地にいようが、日常の世界に戻ってこなければならない。十分、時間をとり、自分自身に優しくしてもらいたい。

心の平安と安定があなたという存在に染み渡り、あなたの一部となりますように。

それがあなたや周囲のすべての人々の恵みとなりますように。

第12章　まとめ

▼マインドフルネスは知恵に導く。マインドフルネスを高める最善の方法は瞑想である。

▼瞑想は生産性、学習、健康に貢献するだけではなく、黙想的な心を養う。集中は苦しみの原因についての深い洞察をもたらすだけではなく、偉大な幸福や平和をいかにすれば実現できるかについての洞察ももたらす。

▼仏教には、心を安定させる五つの伝統的な要素がある。注意の適用と維持、歓喜、喜び、ワンネスの五つだ。それらの神経基盤を強化する多くの方法についてわたしたちは探求した。

▼わたしたちは注意の三つの側面――対象をしっかりつかまえておく、気を散らすものをフィルターにかけて締め出す、刺激を求める欲求を管理する――に照らし、注意の適用と維持によって困難に対処した。

▼歓喜や喜びは高濃度のドーパミンを安定して放出させることによって、注意を集中させるのを助ける。これらは作業記憶への門を閉ざしたままにさせるので、あなたはますます内側に没頭できるようになる。

▼ワンネス（万物の一体性）は脳の広い領域でのガンマ波同調によって支えられる。あな

たは他の四つの集中の要素と全身の自覚、瞬間への明け渡し、自己感覚の緩和を通して

こうした状態を助長することができる。

第13章　自己を解き放つ

佛道をならふといふは、自己をならふなり。自己をならふといふは、自己をわするゝなり。自己をわするゝといふは、萬法に證せらるゝなり。

道元（禅師）『正法眼蔵』現成公案

今、わたしたちは恐らく苦しみのもっとも大きな源にたどり着いている。明白な自己だ。

自身の経験を振り返ってみてもらいたい。物事を個人的に受け止めるとき、あるいは承認されることを渇望するとき、何が起こるだろう？　苦しむのではないだろうか。あなたが何かを「自分」と同一視するとき、または何かを「自分のもの」として所有しようとするとき、自分自身が苦しむお膳立てをする。すべてのものははかなく、必ず廃れざるをえないからだ。あなたが「わたし」として他者や世界から離れて立つと、孤立して傷つきやすいと感じ、苦しむ。

他方、「わたし」の核にある微妙な緊張感を解き放つと——人生の流れから離れて立つのではなく、その流れに身を任せることで、エゴや利己主義が背景にしりぞくと——より平和で満たされているように感じる。あなたは星空の下や海辺で、あるいは自分の子どもが生まれたとき、そうした経験をしたことがあるかもしれない。逆説的な言い方になるが、あなたの「わたし」が影を潜めれば潜めるほど、あなたは幸せになる。あるいは仏教の僧も、収監されている死刑囚も時々言うように、「自己がなければ、問題もない」。

人生のある時点で、誰でも「わたしは誰か？」という疑問を抱く。その答えを本当に知っている者はいない。自己は摑みどころのない主体である。とくに自らを客体とみなすときにはそうだ！

そこで、身体を散歩に連れ出すことによって、このふわふわとして摑みどころのない話題を地上に引き下ろすことからはじめよう。その後で脳の中の自己の性質を調べてみよう。そして最後に、満足や心の平和をより強く感じ、万物とつながっていると感じられるよう、「自己」を解き放つ方法を模索しよう。（このことについては一章で語り尽くすことはできない。もっと深く知りたい方は『生きている仏陀の教え（Living Dhamma）』（アチャン・チャー）、『タブーの書』（アラン・ワッツ）、『わたしは在る—アイ・アム・ザット　ニサルガダッタ・マハラジとの対話』（スダカール・S・ディクシット）やラ

マナ・マハルシのスピリチュアルな教えを参照してもらいたい）

身体を散歩に連れ出す

できるだけ「わたし」という感覚をもたずに以下のエクササイズをしてもらいたい。もし不快な気分になったら、身体感覚、たとえば手足の感覚に注意を集中しよう。

エクササイズ

リラックスして、呼吸を自覚しよう。

自己を手放すという意図をしっかりともち、どんな感じかを観察してみよう。

呼吸していることを自覚してもらいたい。ほかに何もすることはない。自己が何かをする必要もない。

できるだけ安全だと感じよう。脅威や嫌悪の感覚があったら手放そう。自分を駆り立てて守る必要はない。

呼吸をするたびに胸やお腹がゆっくりと持ち上がって、またへこむのを感じてもらいたい。何らかの快楽を摑もうとする必要はない。

手放しつづけよう。息を吐くたびに自己を手放そう。

呼吸をコントロールするのは一切やめてもらいたい。眠っている間と同じように身体に呼吸を任せよう。

呼吸はつづき、アウェアネスもつづいていく。自己の感覚が小さくなると、広々としたアウェアネスの感覚が生まれる。平和や楽しさを感じるのに自己が存在する必要はない。アウェアネスと世界はつづいていき、自己がなくてもやるべきことをやっていく。

ゆっくりとあたりを見回そう。視覚は周りの風景を受け止めるのに自己を必要としない。

指示する自己がいないところで、指のちょっとした動きや、椅子の上での体重の移動など小さな動きを探求しよう。意志がそれらの動きを促すが、それらを導くのに「わたし」は必要ない。

自己に導かれることなく、ゆっくりと立ち上がろう。立っているという自覚はあるが、自己が存在する必要はない。

立ったまま少し動いてみよう。それらの経験のオーナーやディレクターがいなくても、知覚や動きは生じる。

二、三分時間を取って、ゆっくりと、あるいは素早く歩き回ろう。それをするのに自己は必要ない。そのような経験に同一化する者が誰もいなくても、知覚や動きは生じる。

しばらくしたら、ふたたび坐ろう。ゆったりとくつろいで呼吸をしながら、自覚をもって「今、ここ」にいてもらいたい。自己についての思考や、「わたし」という観点に立った思考は他のあらゆる思考と同じようにアウェアネスの内容にすぎず、何ら特別なものではない。

リラックスして呼吸をしよう。感覚や感情は生じては消えていくアウェアネスの内容にすぎない。アウェアネスの中の自己も生じては消えていく。何の問題もない。ただ自己は来て、去っていく。それだけだ。

リラックスして呼吸をしよう。自己が不在のとき何が存在するかを見てみよう。

リラックスして呼吸をしよう。まったく問題がない。

エクササイズを振り返ってみる

言葉による思考の領域に戻るのはいささかむずかしいかもしれない。この文章を読みながら、自己による理解がなくても理解される言葉の感覚を味わってもらいたい。心は自己が存在しなくても、その機能をしっかりと果たすことができることに注意しよう。

エクササイズを振り返ってみよう。

- 自己、「わたし」あるいは「わたしのもの」といった経験はどんなものだっただろう？　自己はどのように経験されるだろうか、楽しい経験だろうか、不快な経験だろうか？　自己が増長すると、緊張感があるだろうか？
- あまり自己感覚をもたずに、精神的および身体的活動をすることは可能だろうか？
- 自己はいつも同じだっただろうか？　それとも状況が変わると、異なった側面が前面に現われてきただろうか？　自己の強さもまた変わっただろうか？　「わたし」の感覚はときに強く、ときに希薄だっただろうか？
- 自己が変わることに導いたのは何だっただろう？　恐れや怒りはどんな効果をもたらしただろう？　脅威の思考はどうだろう？　人との出会いはどんな効果をもたらしただろう？　自己は独立して存在するのだろうか？　それとも原因や状況によって生じ、変化するのだろうか？

脳の中の自己

前述のエクササイズを通して、

- 自己は多くの側面をもっている。
- 自己は全人格の一部にすぎない。
- 自己は絶えず変化している。
- 自己は状況に応じて変わる。

ということがわかったはずである。そうした自己の経験は脳の中の自己の身体的基盤に基づいている。思考、感情、イメージなどは神経の構造と活動のパターンによって表される情報パターンとして存在する。同じように、明白な自己のさまざまな側面は心と脳の中のパターンとして存在する。問題はそれらのパターンが存在するかどうかではない。それらの性質は何かということである。また、それらのパターンが表しているように思えるもの——すなわち経験の統一されたオーナーであり、行動の執行者である「わたし」——が本当に存在するのかどうかということである。あるいは、自己はユニコーン（角をもった馬として表される神話的存在）のようなものだろうか？

自己は多くの側面をもっている

世界と相互作用する際に働く自己の多くの側面は、脳や神経系全体に広がっている構造とプロセスに基づいている。研究者たちは自己のそうした側面や神経的基盤をさまざまな方法で分類する。

たとえば、反省的自己（「わたしは問題を解決しようとしている」）は主として、前帯状皮質、前頭前野皮質（PFC）、海馬の間の神経のつながりの中に生じやすい。感情的自己（「わたしは動揺している」）は扁桃体、視床下部、線条体（基底核の一部）、脳幹上部から出現する。[*1]

自伝的自己[*2]は反省的自己と感情的自己の一部を合体させ、ユニークな過去と未来をもっている「わたし」の感覚を提供する。コア・セルフ（根源的自己）は過去や未来の感覚をほとんどもたないノンバーバルな「わたし」の感覚を含んでいる。自伝的自己のほとんどの神経基盤を提供している前頭前野皮質がダメージを受けたとしても、コア・セルフは無傷なままでありつづける。

一方、コア・セルフが基盤としている皮質下の脳幹構造がダメージを受けると、コア・セルフと自伝的自己の双方が消え失せる。これは、コア・セルフが自伝的自己の神経基盤であると同時に精神的な基盤であることをほのめかしている。[*3] あなたの心が静まり返っているとき、自伝的自己はほとんど不在であるように思われる。これはおそらく自伝的自己の神経基盤となっている前頭前野皮質の活動の低下に対応している。これまでの章で探求してきた集中の訓練のような心を鎮める瞑想は、前頭前野皮質の活動を低下させるプロセスを意識的に制御する力を高める。

客体としての自己は、あなたが自分自身について考えるとき（「今夜はわたし、中国料理とイタリアンのどちらにしよう?」とか「わたしはどうしてこんなに優柔不断なのだろう?」）、もしくは自分自身のことを連想したときに生じる。これらの「わたし」という表現は瞬間的な自己のスナップショットをつなぎ合わせて一見一貫した自己があるかのように物語ることから生まれる。[4] 物語る自己が基盤とするのは脳の中心線に沿った皮質構造[5]だけではない。側頭葉や頭頂葉の結合部、さらには側頭葉の後部にも依存している。[6] 脳のこれらの部位はほかにも無数の機能を果たすので（たとえば、他人のことを考えたり、評価したりする）、とくに自己に関連しているとは言えない。[7] 自己の表現はあらゆる種類の他の精神的な内容物に混じって、小川を流れるさまざまな枝や葉っぱのようにひしめき合っているが、神経学的に見て、特別なものではない。

では、主体としての自己はどうだろう? それは何らかの経験をしている当事者であるという初歩的な感覚にすぎない。アウェアネスは元々主観（特定の観点をもつこと）を備えている。どのような観点をもつかは、身体が世界とどのように関わるかによって違ってくる。たとえば、あなたが頭を回転させて部屋の中を見回したとき、あなたが見るものはあなた自身の動きと連動している。脳は無数の経験を照らし合わせて、共通の特徴を見出す。実際のところ、主観はこちら側の身体とあちら側の世界との区別から生じる。主観は脳の中だけではなく、身体が世界とする相互作用の中でも生まれる。[*8]

次に脳は主観的な経験の瞬間をつなぎ合わせて、明白な主体を創出する。[*9] この主体は前頭前野皮質の成熟を通して、入念に仕上げられている。だが、主観にはもともと主体は存在しない。熟練した瞑想の行では、主体のない裸のアウェアネスが見出される。[*10] アウェアネスは主観を必要とするが、主体は必要としない。

要するに、神経学的な観点から言うと、統一された自己という日常的な感覚はまったくの幻想だということだ。一見、一貫して固定されているかに見える「わたし」は、実際には、発達する過程で、固定された中心をもたない下位システムやそのまた下位のシステムによって作られる。経験の主体が存在するという基本的な感覚は、無数のさまざまな主観的な経験の瞬間によって作り上げられるのだ。

自己は人格の一部にすぎない

人間は一つの全体としての心身から成り、文化や自然界に応じて生じる自律的な力動的システムである。[*11] あなたは人間であり、わたしも人間である。人間は歴史や価値観や計画をもっている。道徳に反することを平気でする不届き者で、種を撒《ま》いたものを刈り取る。身体が生きていて、脳が正常に働きつづける限り、人間は存在しつづける。だが、すでに見たように、自己に関連する心の内容物はこれといった神経学的な基盤をもっておらず、とどまることのない精神活動の流れの一部でしかない。一時的に活発な自己のすべての側面は、脳内のたくさんのネットワークのごく小さな部分にしか関わっていない。[*12] 明白な記憶や暗黙の記憶の中に蓄えられている自己の側面でさえ、脳の情報倉庫のほんの一部しか使っていない。自己は全人格の一部にすぎないのだ。

さらに、人格のほとんどの側面は指図する「わたし」がいなくてもはしゃぐことができる。たとえば、あなたの思考の大半は意図的に創造しようとしなくしても生じる。わたしたちは「わたし」に頼ることなく、多くの精神的活動や身体的活動に習慣的に従事している。実際のところ、自己の関わりが少なければ少ないほどよい場合が多い。その方が仕事の効率が高まり、感情の働きが活発になるからだ。[*13] 自己が意識的な決断をしたと思えるときでさえ、その選択が無意識的な要因の結果である場合が多い。[*14]

とくに、アウェアネスは働くのに自己を必要としない。自己のさまざまな側面はアウェアネスの内部で生まれ、消散していくが、アウェアネスは自己の変化とは独立し

ない。
でむきだしの知覚が結晶化するだけで、それを知覚している「わたし」という感覚は
ことを聞いたり、見たりすることに集中してもらいたい。最初、アウェアネスの内部
て、意識の場として存在しつづける。それを体験するために、一、二秒、何か新しい

その後、その知覚に結びついた自己の感覚が増長する。とくに、それが当人にとって重要な知覚情報である場合にはそうだ。だが、アウェアネスが、主体がなくても自らの仕事をこなせるのは歴然としている。わたしたちは意識の主体があるに違いないと習慣的に推測する。なぜなら、すでに見たように意識は主観を必要とするからだ。脳は明白な主体を見出すために、主観的な経験の瞬間をつなぎ合わせる。だが主観は経験を構造化する方法にすぎない。それは実在するものではなく、あなたの目を通して外を見ている幻の存在なのだ。事実、あなた自身の経験を観察していると、明白な主体である自己が事実の後にたびたび出現することがわかる。自己は多くの点で、すでに進行中のパレードの後ろについて走り、「俺が作ったものを見てくれ！」と叫んでいる人物に似ている。

自己は変わりつづける

自己のさまざまな側面は前面に出てきた後に他の側面と入れ替わる。神経の集合体

もそれに連動して入れ替わる。つまり、自己のある側面が前面に出てくるのを可能にした神経の集合体は、その側面が他の側面に取って代わられると、連動して他の神経の集合体に取って代わられるのだ。もしこれらの神経の集合と離散の流れを光の戯れとして見ることができれば、あなたの頭の中で驚くべきショーが際限なく展開されているのを目撃できるだろう。脳の中では、自己のあらゆる顕れは一時的なものである。自己は絶え間なく構築され、破壊され、再構築されている。

自己が一貫して連続しているように思えるのは、脳が意識的な経験を形成する仕方による。千枚の写真が折り重なり、それぞれの写真が二、三秒かかって、明瞭な写真へと現像され、その後で消えていくところを想像してもらいたい。この経験の合成物は完璧に連続しているという幻想を生み出す。それは、一秒間に二四枚の静止画が映画の中で動きに似たものを生み出すのと同じだ。その結果、わたしたちは「今」を、経験のスナップショットが忽然と現れては消えていく薄い時間の断片としてではなく、大体一秒から三秒つづく動きのインターバルとして経験する。[*15]

わたしたちが自己をもっているということではない。「自己になっている（self-ing）」ということなのだ。バックミンスター・フラーがそのことを「わたしは動詞であるようだ」と言ったのは有名である。

自己は状況に応じて変化する

瞬間、瞬間、どのような自己が出現するかは、多くの要素に依存する。その中には、遺伝、個人史、気質、状況などが含まれる。とりわけ自己は経験の情調に大きく左右される。情調が楽しくも、不快でもない場合、自己は背景へと退いていく傾向がある。だが、明らかに楽しいことや不快なことが起こると――たとえば、興味深いメールをもらったり、身体的な痛みを経験したりすると――自己は情調に促されて前面に出てきて、渇望や執着を生み出す。自己は強い願望の周辺に組織されやすい。その場合、「わたし」が欲求を形成するのだろうか？　それとも、欲求が「わたし」を形成するのだろうか？　いずれが最初にくるのだろう？

自己はまた社会的な状況によっても大きく左右される。何気なく歩いてみてもらいたい。さほど自己を意識しないだろう。ところが古い知人にばったり出会うと、数秒以内に、一緒にした経験の記憶や自分が相手にどんなふうに映っているかについての心配など自己のさまざまな側面が顔を出す。

自己はひとりでに前面に出てくることはない。そもそも自己は数百万年かかって発達し、決して平坦ではない進化の道程によって形作られてきた。*16 そして今日、自己はいつでもさまざまな身体システムに支えられた神経活動を通して生じる。それらの身体システムも、生命の営みを可能とする地球環境や食物連鎖に支えられている。つまり、自己はさまざまな原因のネットワークの中で生み出されるものであり、単独では存在しえないのだ。[*17]

自己はユニコーンのようなもの

自己に関連する表現は心の中すなわち脳の中にふんだんにある。それらの情報パターンと神経の活動は確かに現実に存在するものである。しかしそれらが明白に、あるいは暗黙のうちに指し示しているもの——経験の基本的なオーナーであり、行動の実行者である一貫した「わたし」——は存在しない。

脳の中では、自己に関連する活動は統一されずに、妨げられ、混合される。それらは一時的で変わりやすく、持続しない。また、状況の変化にも左右される。単に自己感覚があるから自己が存在するとは言えないのだ。実のところ、自己とは虚構の人格なのである。なぜそのような人格が必要なのかと言うと、ときに現実であるかのように振る舞うことが有益だからだ。したがって、必要なときにはどうか自己の役割を演じてもらいたい。ただし、世界とダイナミックに絡み合った一人の人間としてのあなたの方がどんな自己よりも生き生きとして興味深く、有能で非凡だということを忘れないでもらいたい。

（明白な）自己は利用価値をもっている

明白な自己は人と人とを識別する際に便利である。明白な自己はまた人間関係に活気をあたえる。たとえば、「ここに愛が生まれています」と言うより、「あなたを愛しています」と言ったほうがはるかに強力だろう。

自己感覚は誕生時にも初歩的な形で存在する。[*18] 子どもたちは普通五歳頃までに実質的な自己の構造を発達させる。そうでないと、彼らの人間関係は損なわれる。自己に関連するプロセスは正当な理由で脳の中に結線される。それらは、わたしたちの祖先が狩猟採集民として成功するのを助けた。狩猟採集社会では、対人間の力学が生存していくのに大きな役割を果たしたからだ。他人の中の自己を読み、自分自身の自己を巧みに表現することは、自らの遺伝子を伝えるために同盟を結んだり、伴侶を迎えたり、子どもたちを生かしつづけていくには極めて有効だった。人間関係の進化は自己の進化を育て、逆に自己の進化は人間関係の進化を育てた。自己は何十万という世代にわたってゆっくりと蓄積された生殖の優位性によって人間のＤＮＡに組み込まれたのだ。

ここでの要点は自己を擁護することでも正当化することでもない。だが、自己を卑しめたり、抑圧したりするべきではない。自己を特別視してはならない。自己は範疇的に見て、他の心の対象と違わない心のパターンにすぎないのだ。以下で紹介する方法を用いるとき、あなたは自己に抵抗しないし、自己を問題視もしない。ただ単に自己を通して眺め、自己にリラックスするよう、また太陽の下で晴れる朝霧のように姿を消すよう勧めるだけだ。その後に何が残るだろう？　広々とした心の空間と知恵である。そして甘美な喜びだ。

同一化を手放す

自己が増長する一つの方法は自らを物事と同等視する——つまり同一化する——ことによってである。不幸なことに、あなたが何かと同一化するとき、その運命を自分自身の運命とする。ところが、この世のすべてのものは終わらざるをえない。だから、あなたが地位や物体や人々とどのように同一化しているかに注意してもらいたい。それをする伝統的なやり方は次のような質問をすることである。「わたしはこの手だろうか？」「わたしはこの信念だろうか？」「わたしはこの『わたし』の感覚だろうか？」「わたしはこのアウェアネスだろうか？」　あなたは多分きっぱりと答えるだろう。「わたしはこの手ではない」と。

とくに、管理的な機能（たとえば、モニターする、計画を立てる、選択するなど）と同一化することについて注意してもらいたい。脳が「わたし」の関与がなくても、上手に計画を立てたり選択したりすることがひんぱんにあることに注意しよう。ドライブをして会社に行く途中などがそうだ。アウェアネスに同一化しないようにすることも大切である。

「わたし」「わたしを」「わたしのもの」その他の自己の形態を単なるもう一つの心の対象ないし思考とみなしてもらいたい。自分は思考ではないことを思い出すのだ。わたしは「わたし」の思考ではない。自己に同一化してはならない。必要もないのに自己にまつわる言葉（「わたし」「わたしを」「わたし自身」「わたしのもの」）を使わないようにしよう。たとえば仕事の最中に一時間ほど、そうした言葉をまったく使わずに過ごしてみよう。同一化することなく経験がアウェアネスの中を流れていくのを許そう。もしこうした態度を言語化するなら、次のような言い方になるだろう。「見ることが起こっている。感覚がある。思考が生じる。自己の感覚が現れる」。可能な限り自己の予測をもたずに、動き、計画を立て、感じ、話そう。

このマインドフルネスを心のシミュレーターの中で上演されている短編映画にまで広げよう。自己が明白な登場人物ではなくても、これらの映画のほとんどに、自己の推測が埋め込まれていることに注意しよう。この埋め込まれた推測は、あなたのシミュレーションの中で、ニューロンが発火し、つながり合うとき、自己を強化する。出来事は「わたし」を必要としなくても、特定の心身の観点から知覚することができるということを忘れないでもらいたい。

寛大さ

自己はまた所有することを通して増長する。自己は節くれだったこぶしに似ている。あなたが何かをあたえるために手のひらを開くと、もはやこぶし（自己）は存在しない。

この人生にはあたえられるものがたくさんある。あたえることは自己を解放する多くの機会をもたらす。たとえば、時間や寄付や許しなどがあたえられるものとして挙げられる。助けの手を差し伸べるのもあたえることの一つである。家族を育てる、他人の世話をする、さまざまな種類の仕事をするといったことを含め、すべての奉仕の道は寛大さを具体化する。妬みは寛大さに対する大きな障害である。だから、妬みがいかにあなたを苦しめるかに注意しよう。妬みは実際に、身体的な痛みに関わっているのと同じ神経ネットワークの一部を活性化する。[*19] 他人が自分にはない名声を得、大金を稼ぎ、素敵なパートナーを獲得しても大丈夫だということを思い出そう。妬みの桎梏から自らを解き放つためには、妬んでいる人を慈しんでやるのが一番である。一度、瞑想のリトリートの最中に、わたしは一部の人たちに妬みを感じ、かれらに次のように祈ることで、驚くべき平安を見出した。「どうかあなたがたがわたしに欠けているすべての成功を手に入れますように」

健全な謙遜

自己はうぬぼれることによっても増長する。その解毒剤は健全な謙遜である。謙遜することはドアマットになることでも、恥ずかしく思うことでも、劣等感にさいなまれることでもない。自然で気取らないことを意味する。自己を他人より上に置かないことを意味するにすぎない。謙遜すると平和を感じる。あなたは人々に印象づけようとする必要はない。気取っているとか批判的だということで、あなたを白い目で見る人は誰もいない。

自分自身にやさしくしよう

逆説的な言い方になるが、自分自身の世話を十分にすることは謙遜を支える。なぜなら、あなたの脳の中の自己ネットワークは、あなたが脅かされていると感じたり、支えられていないと感じるときに、活発になるからだ。それを鎮めるために、あなたの基本的な欲求が十分に満たされていることを確かめよう。

わたしたちは誰でも大切にされていると感じる必要がある。とくに子ども時代、他人からの共感や賞賛や愛に恵まれた人の中では、自分には価値があるという感情や自信を支える神経のネットワークが構築されやすい。だが、他人からの共感や愛が十分に得られないと、ハートに穴が開くという結果をもたらしやすい。自己はその穴を埋めようと忙しく立ち回る！　うぬぼれを通してその穴に蓋をしようとしたり、しがみつくことを通して一時的に「修繕」しようとしたりするのだ。こうした戦略は他人をいらだたせ、一層他人からの共感や愛を得にくくする。その上、まったく役に立たない。なぜなら根本的な問題が何一つ解決されないからだ。

ハートに穴が開いていることに気づいたら、自分にとって良いもの（4章参照）を取り入れることで、その穴を埋める努力をしてもらいたい。若かりし頃、わたしのハートの穴は高層ビルを建てるために掘った穴のように大きく思われた。それを埋めるべきだし、埋めることができると気づいたわたしは、他人の愛や尊敬など自分に価値があることの証明になるものや自分の良い性格、自分が達成したことなどを慎重に探し求めた。それからその経験に浸った。数週間たつと、それまでとは違ったふうに感じはじめた。数ヶ月以内に、自分には価値があるという感覚をしっかりと抱けるようになった。そして何年も経過した今、ハートの穴はかなり満たされている。

あなた自身の穴がいかに大きくても、毎日少なくとも二、三個のレンガを埋めることはできるだろう。あなた自身の良いところや、他人の思いやりや承認に注意を払い、それらを取り入れてもらいたい。たった一つのレンガでその穴をふさぐのは無理である。だが日々少しずつ埋めていけば、いつかはきっと穴がふさがるだろう。

多くの行と同じように、自分自身にやさしくすることは、ブッダの比喩を借りるなら、苦しみの河を渡るための一種のいかだとなる。対岸にたどり着けば、もはやそのいかだは必要がなくなる。自分に価値がある証拠を意識的に探す必要がなくなるからだ。

他人が考えることを気にしない

わたしたちは自分の評判を大いに気にするよう進化した。というのも、評判は部族の他のメンバーが当人の生存のチャンスを助けるか、それとも邪魔するかに影響をおよぼしたからである。[*20] 他人に尊敬されたり大事にされたりすることを願い、自分自身のためにそれを求めるのは紛れもなく人間的なことだ。だが、他人がどう考えているかにとらわれるのはまったく別のことである。シャーンティデーヴァは次のように述べている。[*21]

人に褒められたらなぜ喜ぶべきなのだろう？　わたしを軽蔑したり批判したりする人が他にいるのに。

人に責められたら、なぜ落胆すべきなのだろう？　わたしを良く思ってくれている人が他にいるのに。

他人が自分をどう思っているかについて、多少なりとも考えることに、どれだけの時間を費やしているかを振り返ってみてもらいたい。称賛を得るために何かをするのはやめよう。代わりに、ただ最善を尽くすことだけに集中しよう。そして美徳や善行や知恵について考えよう。それで十分なのだ。

あなたは特別である必要はない

他人から愛され、支えられるには特別である必要がある。そのように信じると、クリアするのに多大な努力や負担を要する高いハードルを設定することになる。だから、次のように唱えてもらいたい。

特別でなくても愛されますように。

特別でなくても貢献できますように。

特別であろうとすること——重要であるとか、褒められるといったことを含む——を放棄することを考えよう。放棄は執着の反対であり、幸福への近道なのだ。心の中で次のような言葉を言い、どう感じるかに注意しよう。わたしは重要であることを諦める。承認を求めることを放棄する。そのような明け渡しの中で、心の平和を感じ取ろう。

自分にとって愛しい人を愛するように、ありのままの自分を愛そう。だが、自己やその他の心の対象を愛してはならない。

世界とつながる

あなたが世界から離れて立つと、自己感覚が増長する。したがって、自己感覚を弱めるには、世界とのつながりの感覚を深める必要がある。

あなたの身体は新陳代謝をして生きていくために、エネルギーと物質の絶えざる交換を通して、世界とつながらなければならない。同様に、あなたの脳は自らを養い、守ってくれる身体の他の部分から基本的に切り離されてはいない。だから深い意味で、あなたの脳は世界とつながっている。[*22] そして何度も見てきたように、心と脳は統合されたシステムを形成しているので、あなたの心と世界は緊密につながれている。

以下に掲げるような方法で、以上の洞察をさらに深めることができる。

- あなたの身体を維持する食べ物と水と太陽の流れを振り返ってみよう。自分自身を自然界に依存する一匹の動物とみなそう。そして自然の中で過ごしてみよう。
- あなたの居間の空間や仕事に行くときに通る車道のスペースなど、環境の中の空間に注意を払おう。日々、空間に注意を払っていれば、物事の全体性が意識されるようになるだろう。

•できるだけ大きく広く考えよう。たとえば、ガソリンを買うときには、車を運転し、ストレスを感じている明白な自己を生み出す助けになるもろもろの原因――ガソリンスタンド、グローバルな経済、土中でオイルに変わった古代のプランクトンや藻類など――のネットワークについて考えよう。それらの原因が、太陽系、銀河、他の銀河、物質界の物理的プロセスを含むさらに広大なネットワークに依存していることを思い出そう。自分が百数十億年の宇宙の営みのおかげで生まれ、生きているという真実を感じてもらいたいのだ。

•できれば究極の枠組み――全体性――にたどり着くまで遡ってもらいたい。たとえば、あなたが身近に見ている世界はあなたの身体や心を含め、常に一つの全体である。あなたはいつでもこの一つの全体性に気づくことができる。部分は際限なく変化し、いずれは衰退し、離散する。一切例外はない。したがって、自己を含め、いかなる部分も真の幸福をもたらす信頼しうる持続的な源泉にはなりえない。しかし全体は決して変わらず、信頼できる全体としてとどまる。全体はしがみつくこともないし、苦しむこともない。無知は全体性から自己へと引きこもる。知恵はそのプロセスを逆転させ、自己を空っぽにして全体性を招き入れる。

自己と思われる部分がだんだん根拠がなくて信頼できないと感じるようになるにつれ、万物の全体性がますます安全で安心をあたえるものになるのは素晴らしい逆説である。根拠のなさの感覚が強くなると、一見独立しているように見える個々のものが、その上に立とうとするとすり抜けて落ちてしまう雲のように思えてくる。最初これはかなり気力をくじく。だがあなたは、空自体——全体性——が自分を支えていることに気づく。あなたは空の上を歩いているのだ。なぜなら、あなたが空なのだから。ずっとそうだったのだ。あなたも他の人もすべてずっと空だったのだ。

命とつながる

一度、わたしの友人の一人がミャンマーにある森の僧院での瞑想のリトリートに行った。彼はいくつかの誓いを立てたが、その中に、どんな生き物も故意には殺さないという誓いが含まれていた。数週間後、彼の瞑想はあまりうまくいかなくなった。彼はまた自分の小屋の近くの便所に疑問を抱くようになった。それは穴を掘っただけのトイレだった。使用した後、彼は水で穴の周辺を洗うことになっていたが、穴の近くに蟻がいて、一緒に流してしまった。それでもいいのかと僧院長に尋ねると、「ダメです」と院長は言った。「それではあなたの誓いが守られません」と。わたしの友人は僧院長の言葉を真剣に受け止め、もっと注意深くトイレを掃除しはじめた。そしておそらく偶然ではなく、彼の瞑想は劇的に深まった。

たとえトイレにいる蟻であろうと、わたしたちは他の生き物の命よりも便利さを優先することが多い。それは故意の残酷さではないが、自己中心的である。蚊でも鼠でもいいが、生き物の目を見つめてみよう。そして、生き物があなたと同じように、生きながらえたいと思っていることを知ろう。誰かの便利さのために、殺されたらどう感じるだろう？

お望みなら、自分自身の便利さのために殺さないという行をしてみよう。そうすれば、すべての生命にもっと親近感を覚え、自分自身を他の生き物と調和している生き物として感じるだろう。あなたは世界を自分自身の延長として扱うようになるだろう。自分自身を傷つけなければ、世界を傷つけないようになる。

同様に、世界への親切は自分自身への親切である。自己が弱って衰えはじめると、実際にどう生きればいいかわからなくなることがある。一度、リトリートの最中、そのような感覚を覚えたことがあった。全体のほんのちっぽけな一部にすぎない自分が取るに足らない存在であるように思え、絶望的な気分になったのだ。わたしの命はさほど重要ではないような気がしたのである。その晩、ほとんど眠れなかったわたしは、翌朝の朝食の前に、ダイニングホールの外に流れている小さな小川の近くに行って坐った。

雌鹿と子鹿が近くの木の下で牧草を食べていた。それを見ていたわたしはハッと気づいた。それぞれの生き物は全体の中で独自の性質と場所をもっているのだ、と。母鹿は子鹿を舐め、鼻をすりつけ、やさしく噛んでいる。そうやって自分にしかできない役割を果たしているのだ。最終的には母鹿は死んで消滅するだろうが、それまでは、精一杯生き、自分なりのやり方で全体に貢献するのだ。落ち葉の中で、かさかさと音を立てる虫や鳥も同じだ。動き回る生き物たちは、それぞれが何らかの方法で全体に利益をもたらしているのだ。

わたしとて例外ではない。やはり全体の中で独自の地位をもち、独自の貢献を果たしているのだ。そう思うと心を覆っていた暗雲が晴れていくのを感じた。と、そのとき、一匹のリスがわたしの方を見ていることに気づいた。わたしは一〇センチぐらいのところまで顔を近づけ、リスの目を覗き込んだ。わたしたちは不思議なほど長い間をお互いに見つめあった。そのリスに幸あれと心から願った。するともう一つのことが明らかになった。わたしもまたそのリスと同様に一つの有機体なのだ。だから、自分自身が他のすべての生き物と同じように健康であってほしいと願うのは自然なことだった。

すべての生き物に幸あれと願う気持ちを、どうか自分自身にも向けてもらいたい。

そして人間の脳をもったご自分の性質にしたがって物事をこなし、この人生で、幸福と愛と知恵の道を行けるところまで行ってもらいたい。
一時的にでも自己が消滅したら何が残るだろう？
愛に輝く覚醒した意識としてとどまり、
思いやりの輪を広げて、
この世をもっと住み良い場所にしたいという願望である。

第13章　まとめ

▼皮肉にも、「わたし」はさまざまな方法であなたを苦しめる。だから、物事を個人的に受け止めたり、移ろいゆくものに同一化したり、それらを所有しようとしたりするのはやめよう。代わりに、自己感覚を手放し、人生の流れについていけば、幸せや満足を感じられるようになる。

▼あまり自己感覚をもたずに身体を散歩に連れ出すと、いくつか興味深いことが発見できる。自己が多くの側面をもっていること、全人格の一部にすぎないこと、絶えず変化していること、状況に応じて変わるということだ。自己はチャンスや脅威にさらされたと

る前に、「わたし」を形成することがある。

▼自己は、とくに活発になる。欲求は、「わたし」が欲求を形成す

▼思考、感情、イメージといったようなものは神経の構造や活動のパターンに基づく情報のパターンとして存在する。同じように、自己の表現や自己であるという感覚は心と脳のパターンとして存在する。問題はそれらのパターンが存在するかどうかではない。それらの性質は何かということである。それらが指し示しているもの——経験の一貫したオーナーであり行動の実行者——は本当に存在するのだろうか?

▼多くの自己の側面は無数の神経のネットワークを基盤にしている。これらのネットワークは、自己とは関連のない多くの機能を果たす。神経学的に見て、自己の表現は何ら特別なものではない。

▼自己は人格の一部にすぎない。大半の思考、計画、行動はそれらを指揮する自己を必要としない。自己に関わる神経のネットワークは脳の小さな部分を占めるにすぎない。神経系全体から見れば、占める割合はさらに小さい。

▼自己は変わりつづける。脳の中では、すべての自己の顕れは一時的なものである。映画の個々のフレームが動きの幻覚を生み出すように、次々に集合離散を繰り返す神経の集合体は連続する一貫した自己の幻想を生み出す。

▼自己は、いちじるしく楽しい情調やいちじるしく不快な情調に応じて変化する。自己は

また（より広い世界との関係を含め）さまざまな関係性にも左右される。「わたし」という感覚の基盤となる主観性は元々アウェアネスに備わっているものであり、身体と世界の相互作用の中に現れる。自己は独立して存在するものではないのだ。

▼自己に関連する精神活動は、経験の主体であるという感覚を含め、経験の基本的なオーナーであり、行為の実行者である一貫した「わたし」に帰される。だがそのような「わたし」は存在しない。自己はユニコーンの物語のように、実在しない存在のリアルな表現の寄せ集めなのだ。

▼明白な自己は人と人とを識別するのに便利である。人間が自己感覚をもっているのは、それが進化の際に重要な生存機能に仕えたからだ。自己を嫌うのは無意味である。なぜなら、嫌悪は自己を強化するからだ。重要なのは自己を通して見、自己を手放し、離散させることだ。

▼自己は同一化、所有、うぬぼれを通して増長する。わたしたちは自己の増長を断ち切る多くの方法を探求してきた。開かれた心の広大なスペースの中心にいて、自分自身の繁栄を願い、他の存在と平和な関係を築いてもらいたい。

付録：健全な脳を育てる栄養神経化学

ヤン・ハンソン

ここまでの章では、心に介入することを通して脳に影響を及ぼす方法を探求してきた。この付録では、賢く栄養を摂取することによって脳をサポートする方法を紹介したい。もちろん以下の提案は医学的治療に取って代わるものではないし、何らかの医学的状況を治療することを目指すものでもない。

わたしは鍼療法士として、長年、栄養の取り方がクライアントの身体に及ぼす影響に注目し、自らの身体でも試してきた。そして、日々口の中に入れるものを少し変えるだけで、徐々にではあるが、身体に著しいプラスの変化をもたらしうることを繰り返し目撃してきた。

賢明な栄養の取り方をすれば、健康が急速に改善されることも珍しくないのだ。

ダイエットの基本

毎日しっかりと食べ、糖分の摂取を最小限に抑えて、アレルギーを引き起こす食べ物を避ける。

日々しっかりと食べる

バラエティーに富んだ豊富な栄養を取ろう。何よりもまずそれはタンパク質と野菜をたくさん食べることを意味する。毎食、タンパク質を取るように心がけよう。大体あなたの手のひらのサイズの量を目安にするとよい。一日少なくとも三カップの野菜を食べよう。多ければ多いほどよい。理想を言えば、毎食、メインディッシュの皿の半分を多種多彩な野菜が占めているのが望ましい。果物も重要な栄養をもたらす。とくにイチゴ類は脳に良いことで知られている。*1

糖分の摂取を最小限に抑える

糖分の摂取をコントロールしよう。高い血糖値は海馬をいらだたせ、消耗させる。*2耐糖能障害――糖分の摂取しすぎの兆候――は年配者の認知障害に結びついている。*3糖分の摂取を最小限に抑える最善の方法は、穀物で作られた食べ物（パン、麺類、クッキーなど）だけではなく、（糖分をたっぷり含んだ飲み物に入った）精製糖を一切避けることだ。

アレルギーを引き起こす食べ物を避ける

あなたが過敏に反応する食べ物を食べると、消化器系だけではなく、全身に炎症性のアレルギー反応を引き起こす。たとえ比較的穏やかでも慢性的な炎症は脳の敵である。グルテン過敏症はさまざまな神経学的な障害に結び付けられてきた。[*4] たとえこれといった過敏症がなくても、ミルクの飲み過ぎはパーキンソン病のリスクを高めると考えられている。[*5] もっともありふれたアレルギー食品は牛乳、グルテンを含む穀物（小麦、オート麦、ライ麦、大麦、スペルト小麦、カムート）、醤油から作られた製品だ。アレルギー食品は医学研究室で行われる血液検査によって公式に確認することができる。非公式な方法としては、アレルギーを引き起こしていることが疑われる食品を一週間から二週間除外し、体調が良くなるかどうかをチェックする方法がある。

脳に効く基本的なサプリメント

ビタミンとミネラルは何千という新陳代謝を補足する因子である。それらはあなたの脳や心の働きを含め、健康のあらゆる側面をサポートする。[*6] それゆえ、ビタミンやミネラルを十分に摂取することが重要である。新鮮な食品を食べる時間を十分に取らない限り、食事のみで十分な量のビタミンとミネラルを摂取するのはおそらくむずかしいだろう。したがって、それらを意図的に補足してやる必要がある。

強力なマルチビタミン／マルチミネラルのサプリメントを取ろう

品質の良いマルチビタミン／マルチミネラルのサプリメントはあなたの保険証である。豊富な栄養を取るのを助けてくれるからだ。栄養はすべて大切だが、とりわけ脳の健康にとって重要なビタミンB群に焦点を当ててみよう。ビタミンB12、B6、葉酸はすべて、多くの神経伝達物質の生産において重要な役割を果たすメチル化と呼ばれる生化学的プロセスを助ける。ビタミンB群が不足すると、ホモシステイン（アミノ酸の一種）のレベルが上がる可能性がある。低レベルのビタミンB群と高レベルのホモシステインは年配者の認知機能の低下や、認知症のリスク要因である。[*7] 低レベルの葉酸もまたうつのリスク要因である。それを補うと、うつ的な症状が改善されることがある。[*8] あなたのマルチビタミン・サプリメントは十分な量のビタミンB群と八〇〇μg（一μgは百万分の一グラム）以上の葉酸を含むべきである。[*9]

オメガ-3脂肪酸を取ろう

魚の油に見出されるオメガ-3脂肪酸——ドコサヘキサエン酸（DHA）とエイコサペンタエン酸（EPA）——は脳に多くの利益をもたらす。ニューロンの成長を促す、気分を高揚させる、認知症が進むのを遅らせるといった効果があるのだ。[*10] DHAは中枢神経系のニューロンの成長を促す有力な脂肪酸であり、脳の発達に欠かせないものだ。EPAは重要な抗炎症性の分子である。毎日、十分な魚の油を取り、少なくとも五〇〇mgのDHAと同量のEPAを摂取してもらいたい。[*11] できるだけ分子的に凝縮された高品質のものを捜そう。大抵の人は魚の油を直接取るより、カプセルになったサプリメントの方を好む。

もしあなたが菜食主義者なら、毎日、大匙一杯の亜麻仁油を取ろう（サラダドレッシングに入れるのはよいが、それで調理をしてはならない）。亜麻仁油はDHAやEPAに変わるが、大抵の人の場合、その転換は不十分である。それゆえ、海藻類から取った五〇mgのDHAを亜麻仁油に付け加えよう。

γトコフェロールとしてビタミンEを取ろう

ビタミンEは脳内の細胞膜の主要な酸化防止剤である。[*12] 食事を通して摂取されるもっともありふれたビタミンEの形態はビタミンEの全摂取量の七〇％を占めるγトコフェロールである。

不運なことに、サプリメントは普通、ビタミンEの別の形態であるαトコフェロールを含んでいる。αトコフェロールはγトコフェロールほど有益ではないようだ。それはあなたが食事から自然に摂取できるγトコフェロールを希釈してしまう。ビタミンEのサプリメントの研究がまちまちの結果を生み出した理由の一つはそこにあるかもしれない。けれども、ある研究では、（主としてγトコフェロールの形で）高レベルのビタミンEを摂取した年配者はアルツハイマーになるリスクが少なく、認知機能が衰える速度も遅いことが判明した。[*13]

今後も研究が必要だが、今のところγトコフェロールを含むビタミンEのサプリメントを取るのは適切であるように思われる。[*14]およそ四〇〇mgのビタミンE（少なくともその半分はγトコフェロールであるのが望ましい）を含んだサプリメントを取ろう。[*15]

神経伝達物質をサポートする栄養

栄養の摂取の仕方を変えることによって神経伝達物質のレベルに影響を及ぼすことができる。だが細心の注意を払ってもらいたい。サプリメントを取る場合には、ごく微量の服用からはじめ、自分自身の体質を尊重しよう。人によって反応は大幅に異なる。一度に一つのサプリメントを試し、気分が良いかどうかを確かめよう。それをするまで、新たなサプリメントを付け加えるようなことはしない方がよい。もし何らかのネガティブな副作用があったら、即刻、そのサプリメントを服用するのを止めよう。抗うつ剤その他の向精神薬を服用している方は、医師の処方箋がない限り、これらのサプリメントを服用しない方がよい。

▼セロトニン

セロトニンは気分、消化、睡眠をサポートする。アミノ酸トリプトファンから基本的に二つの段階を経て作られる。まずトリプトファンが5－ヒドロキシトリプトファン（5－HTP）に変わり、次に5－ヒドロキシトリプトファンがセロトニンに変わる。これらの転換には補足因子、とくに鉄と（ピリドキサール5－リン酸＝P5Pとして）ビタミンB6が必要である。[*16] したがって、以下に挙げるような栄養素がセロトニンの生産の助けになる。あなたはそれらを組み合わせて使ってもいいだろう。

▼鉄

疲れを感じたり、憂うつだったりしたら、鉄分のレベルが低いのではないかとかかりつけの医師に話してみよう。月経中の女性の場合にも、鉄分のレベルが下がる。貧血でないかどうかを知るには血液検査が必要である。貧血の場合には、鉄を含むサプリメントを取ってもらいたい。服用量は検査結果によって決めるべきである。

▼ビタミンB6

ビタミンB6は何十という（恐らく何百という）重要な新陳代謝のプロセスを補足する因子である。その中には、いくつかの神経伝達物質（たとえばセロトニン）の生産も含まれる。朝、胃が空っぽのうちに、五〇mgのビタミンB6を（P5Pとして）取ってもらいたい。

▼5-ヒドロキシトリプトファンとトリプトファン

朝、五〇mgから二〇〇mgの5-ヒドロキシトリプトファンを取るか、夜、寝る前に五〇〇mgから一五〇〇mgのトリプトファンを取ろう。*17 気分を高めることを主として狙っているなら、朝、5-ヒドロキシトリプトファンを摂取しよう。それが眠気を催させることはないだろう。それはセロトニンを生み出す最短ルートなのだ。不眠に悩んでいるなら、寝る直前にトリプトファンを摂取することからはじめよう。眠気を誘いやすいからだ。

ノルエピネフリンとドーパミン

ノルエピネフリンとドーパミンはエネルギー、気分、注意をサポートする興奮性の神経伝達物質である。これらの神経伝達物質を生み出すプロセスはアミノ酸L-フェニルアラニンからはじまる。これがL-チロシンに変換され、L-チロシンがドーパミンに変えられる。そして最後にドーパミンがノルエピネフリンに変えられる。[*18]

セロトニンのときと同じように、こうした転換には鉄と(P5Pとしての)ビタミンB6といった補足因子が必要である。だから、これらを補足するサプリメントはノルエピネフリンやドーパミンを増やす可能性がある。ドーパミンやノルエピネフリンの量を増やす前に、セロトニンの量を最適化することが望ましいので、まずセロトニンを増やす栄養素を摂取することからはじめよう。フェニルアラニンやチロシンを摂取することを考える前に、セロトニンを増やす栄養素を二週間程度取りつづけよう。

一部の人たちにとって、フェニルアラニンやチロシンのサプリメントは刺激が強すぎると感じられる。不安に思うなら、服用するのをやめてもらいたい。慎重を期して、最初は朝の空腹時に五〇〇mg以下の服用からはじめるといいだろう。効果が気に入ったら、一日、一五〇〇mgぐらいまで服用量を増やしていけばよい。[*19] これら二つのアミノ酸のうちチロシンはノルエピネフリンとドーパミンを生産する最短ルートである。

それゆえ、よりひんぱんに用いられるが、Ｌ－フェニルアラニンの方を好む人もいる。どちらでもいいのだ。

アセチルコリン

アセチルコリンは記憶と注意をサポートする。この神経伝達物質を作るには、食事時に豊富なコリンの原料を食べる必要がある。たとえば、卵黄（おそらく最善のソースだろう）、牛肉、肝臓、乳脂肪など。同時に以下に紹介するサプリメントも考慮に入れてもらいたい。サプリメントを取ると決めたら、一度に一つのサプリメントを取るようにしよう。自分にとって最善だと感じられる一つのサプリメントか、組み合わせ（三つのサプリメントを全部含めることも可能）を見つけよう。

▼ホスファチジルセリン

ホスファチジルセリン（ＰＳ）は脳内の主要な酸性リン脂質であり、脳の細胞膜の重要な要素である。リン脂質は脳細胞間のコミュニケーションにおいて大切な役割を果たす。リン脂質はアセチルコリンをサポートし、[20]記憶を助けるようだ。一日、一〇〇mgから三〇〇mg摂取できる。[21]

▼アセチル-L-カルニチン

アセチル-L-カルニチンはアセチルコリンの経路に影響を及ぼすことによって、記憶の衰えを防いだり、アルツハイマーの進行を遅らせたりすることに貢献するようだ。[*22] 毎日、朝の空腹時に、五〇〇mgから一〇〇〇mgを試してみよう。[*23]

▼フペルジンA

ヒカゲノカズラ（シダ植物の一種）から抽出されるフペルジンAはアセチルコリンの代謝が衰えるのを防ぎ、記憶力や注意力の改善に貢献すると考えられている。[*24] 一日、五〇mgから二〇〇mg試してみよう。[*25]

脳を分子レベルから変える

あなたの脳は無数の分子でできているが、大半の分子はあなたが口の中に入れたものから生み出されたものだ。食事やサプリメントの服用に少し手を加えるだけで、脳のコンポーネントを分子レベルから変えることができる。脳の身体的基盤が改善されれば、あなたは心身ともに健康になりやすい。本書で紹介されている手法を含め、スピリチュアルな実践もより実り多いものになるだろう。

訳者あとがき

本書は、「ブッダの脳」のような脳をいかにすれば育めるかを科学的に解明した待望の書です。ひらたく言えば、心の平安や平常心を生み出す神経回路をいかにすれば活性化できるかを、最新の脳科学の知見に基づいて明らかにし、実際の手法と一緒に提示するものです。

『Buddha's Brain（ブッダの脳）』というタイトルで二〇〇九年に米国で出版された本書は、出版直後から大きな話題になり、現在、世界二一カ国で翻訳され多くの読者に親しまれている世界的なベストセラーです。本書がこれだけ多くの人の関心を集めている背景には、世界中の人々の間で、瞑想への関心が高まっているという事実があります。

先ごろ、多くの人に惜しまれて他界したアップル社の共同創設者スティーブ・ジョブズも、若い頃から禅に傾倒し、今は亡き禅僧の乙川弘文老師を精神的な指導者として慕っていたと言われています。

ジョブズが手がけた製品は、「マッキントッシュ」から「iPad」に至るまで、ミニマリズム的なデザインとシンプルな操作性を特徴としていますが、それらの製品の革新性には禅の影響があるのではないかと指摘する人たちもいます。確かに、彼の並外れた創造力の根底には、瞑想によって鍛えられた特別な心(脳)の状態が関与していたと言ってもいいかもしれません。

瞑想はどんどん変化が加速し、ストレスに満ちた現代社会において、心のバランスを取るための格好のツールになります。しかも時や場所を選ばずに気軽にできる。そのへんに人気の秘密があるのでしょう。今や、企業でも社員の心のケアのために瞑想センターを設けるところが出てきているようです。

最近の脳科学の革命的な進歩は、人間の心と脳の関係について多くのことを次々に明らかにしてきました。今や、思考や感情の流れがどのように脳の形成(神経回路の構築)にあずかっているかを科学が明らかにしつつあるのです。そうした神経科学の最新の研究成果に基づいて、瞑想する心のメカニズムを解明しようというのが本書のメインテーマですが、単なる理論的な解説に終わっていないところに本書の最大の特徴があります。実際に満たされた幸せな人生を送るために、脳を刺激し、鍛え上げていく方法や、平常心や慈悲心を生み出す脳の状態を活性化する方法が具体的に示されているのです。

「脳を変えることができれば、人生も変えることができる」というのが本書の核になっている信念です。本書を通して、読者は、

◎ネガティブな先入観を抱きやすい脳の傾向を修正し、もっと自分に自信をもつために良い経験を取り入れる方法
◎ストレスや貪欲や憎悪を鎮め、平常心を取り戻すための脳の鍛え方
◎後悔や嫉妬心を払拭し、思いやりや共感の神経回路を活発にさせる方法
◎マインドフルネスや瞑想、日々の生活のために注意の用い方を改善する方法
◎分離感や孤立感を一掃し、万物との一体性を取り戻す方法
◎脳を健全な状態に保つための栄養の摂取の仕方

といったことを学ぶことになるでしょう。

主として本書の執筆にあたっている神経心理学者のリック・ハンソンは、動物学者の父親の下、ロサンゼルスの郊外で育ちました。ＵＣＬＡを卒業後、サンフランシスコ州立大学で発達心理学を学び、一九九一年、ライト・インスティチュートで臨床心理学の博士号を取得しています。その後、臨床医として活躍する一方で、オックスフォード大学やハーバード大学で教鞭を取りました。

ハンソンが瞑想をはじめたのは、一九七〇年代の前半のことだったそうです。以来、さまざまな瞑想法を学び、瞑想によって達成される心と脳の状態を、最新の脳科学によって解き明かすことに興味を抱くようになったのです。心理学と脳科学と瞑想に通じているハンソンにとって、瞑想の科学的解明はもっとも刺激的なテーマだったに違いありません。なお、共著者として名を連ねているリチャード・メンディウスも、職業は脳神経科医ですが、一九八〇年代から瞑想の修行をつづけ、現在、指導者として活躍しています。

今、世界は大きな転換点にさしかかっています。物質文明が成熟し、ほころびが出ると同時に、改めて本当の幸せなあり方が問われるようになっているからです。それへの一つの反応として、超越的なものやスピリチュアルなものを見直そうという動きが表面化してきています。瞑想への関心の高まりも、そうした世の中の動きと連動していることは間違いありません。

ただし、これだけ科学が進んだ今、単純に過去のスピリチュアリティに先祖がえりするということはまず考えられません。だとすれば、先端の科学（脳科学）とスピリチュアリティの出会いにこそ、人類の未来を切り開く鍵が秘められていると考えるのは妥当なことでしょう。そのような意味で、スピリチュアルな伝統の核にある瞑想が引き起こす心と脳の変化のメカニズムを科学的に解明し、人間がより自分に正直に、自信をもって幸せに生きるための脳の操作マニュアルを提示しようという本書の試みは、今まさに多くの人たちに求められているものだと確信します。本書を活用することを通して、一人でも多くの人が、自分の心と脳を巧みに操縦するスキルを身につけ、スピリチュアルな成長を遂げてくれることを願っています。

現在、UCバークレイのグレイター・グッド・サイエンス・センターの上級研究員をしている著者のリック・ハンソンは、最近、NASAに招かれて講演を行いました。BBCやCBSなど大手のメディアでもひんぱんに取り上げられ、科学とスピリチュアリティを橋渡しする最先端の学者として高く評価されています。執筆活動も旺盛につづけており、『ブッダの脳』出版以降、『脳を鍛えてブッダになる――52の方法(Just one thing)』(サンガ)、『resilient(弾力性)』『Hardwiring Happiness(幸せになる脳の結線)』(上記2冊は日本語未訳)といった本をたてつづけに刊行しています。

最後になりましたが、本書の出版を快諾し、今、この時期に世に問うことを可能にしてくれた草思社の藤田博さんに、この場を借りて感謝の意を表したいと思います。

二〇一九年三月

菅　靖彦

Sun, Q. Q., S. S. Xu, J. L. Pan, H. M. Guo, and W. Q. Cao. 1999. Huperzine-A capsules enhance memory and learning performance in 34 pairs of matched adolescent students. *Zhongguo*

25. Hyman, M. 2009. *The UltraMind Solution*. New York: Scribner.

13. Morris, M. C., D. A. Evans, C. C. Tangney, J. L. Bienias, R. S. Wilson, N. T. Aggarwal, and P. A. Scherr. 2005. Relation of the tocopherol forms to incident Alzheimer disease and to cognitive change. *American Journal of Clinical Nutrition* 81: 508–514.
14. Hyman, M. 2009. *The UltraMind Solution.* New York: Scribner.
15. Marz, R. B. 1999. *Medical Nutrition from Marz,* 2nd ed. Portland OR: Omni Press.
16. Murray, R. K., D. K. Granner, P. A. Mayes, and V. W. Rodwell. 2000. *Harper's Biochemistry,* 25th ed. New York: McGraw-Hill.
『生化学』ロドウェル・ムーレー他訳，上代淑人監訳，丸善，1991年
17. Hyman, M. 2009. *The UltraMind Solution.* New York: Scribner. Marz, R. B. 1999. *Medical Nutrition from Marz,* 2nd ed. Portland OR: Omni Press.
18. Murray, R. K., D. K. Granner, P. A. Mayes, and V. W. Rodwell. 2000. *Harper's Biochemistry,* 25th ed. New York: McGraw-Hill.
『生化学』ロドウェル・ムーレー他訳，上代淑人監訳，丸善，1991年
19. Hyman, M. 2009. *The UltraMind Solution.* New York: Scribner.
20. Pedata, F., L. Giovannelli, G. Spignoli, M. G. Giovannini, and G. Pepeu. 1985. Phosphatidylserine increases acetylcholine release from cortical slices in aged rats. *Neurobiology of Aging* 6: 337–339.
21. Hyman, M. 2009. *The UltraMind Solution.* New York: Scribner.
22. Spagnoli, A., U. Lucca, G. Menasce, L. Bandera, G. Cizza, G. Forloni, M. Tettamanti, L. Frattura, P. Tiraboschi, M. Comelli, U. Senin, A. Longo, A. Petrini, G. Brambilla, A. Belloni, C. Negri, F. Cavazzuti, A. Salsi, P. Calogero, E. Parma, M. Stramba-Badiale, S. Vitali, G. Andreoni, M. R. Inzoli, G. Santus, R. Caregnato, M. Peruzza, M. Favaretto, C. Bozeglav, M. Alberoni, D. de Leo, L. Serraiotto, A. Baiocchi, S. Scoccia, P. Culotta, and D. Ieracitano. 1991. Long-term acetyl-L-carnitine treatment in Alzheimer's disease. *Neurology* 41: 1726.
23. Hyman, M. 2009. *The UltraMind Solution.* New York: Scribner.
24. Cheng, D. H., H. T. Ren, and C. Xi. 1996. Huperzine A, a novel promising acetylcholinesterase inhibitor. *NeuroReport* 8: 97–101.

Molloy, and J. G. Evans. 2007. Low vitamin B-12 status and risk of cognitive decline in older adults. *American Journal of Clinical Nutrition* 86: 1384-1391.

Vogiatzoglou, A., H. Refsum, C. Johnston, S. M. Smith, K. M. Bradley, C. de Jager, M. M. Budge, and A. D. Smith, 2008. Vitamin B12 status and rate of brain volume loss in community-dwelling elderly. *Neurology* 71: 826-832.

8. Miller, A. 2008. The methylation, neurotransmitter, and antioxidant connections between folate and depression. *Alternative Medicine Review* 13 (3): 216-226.

9. Marz, R. B. 1999. *Medical Nutrition from Marz,* 2nd ed. Portland OR: Omni Press.

10. Ma, Q. L., B. Teter, O. J. Ubeda, T. Morihara, D. Dhoot, M. D. Nyby, M. L. Tuck, S. A. Frautschy, and G. M. Cole. 2007. Omega-3 fatty acid docosahexaenoic acid increases SorLA/LR11, a sorting protein with reduced expression in sporadic Alzheimer's disease (AD): Relevance to AD prevention. *The Journal of Neuroscience* 27: 14299-14307.

Puri, B. K. 2006. High-resolution magnetic resonance imaging sincinterpolation-based subvoxel registration and semi-automated quantitative lateral ventricular morphology employing threshold computation and binary image creation in the study of fatty acid interventions in schizophrenia, depression, chronic fatigue syndrome, and Huntington's disease. *International Review of Psychiatry* 18: 149-154.

Singh, M. 2005. Essential fatty acids, DHA, and human brain. *Indian Journal of Pediatrics* 72: 239-242.

Su, K., S. Huang, C. Chiub, and W. Shenc. 2003. Omega-3 fatty acids in major depressive disorder: A preliminary double-blind, placebo-controlled trial. *European Neuropsychopharmacology* 13: 267-271.

11. Hyman, M. 2009. *The UltraMind Solution.* New York: Scribner.

12. Kidd, P. 2005. Neurodegeneration from mitochondrial insufficiency: Nutrients, stem cells, growth factors, and prospects for brain rebuilding using integrative management. *Alternative Medicine Review* 10: 268-293.

evolution of human altruism. *Science* 314: 1569–1572.
21. Shantideva. 1997. *The Way of the Bodhisattva: A Translation of the Bodhicharyavatara.* Boston: Shambhala.
22. Thompson, E., and F. J. Varela. 2001. Radical embodiment: Neural dynamics and consciousness. *Trends in Cognitive Sciences* 5: 418–425.

付録

1. Galli, R. L., D. F. Bielinski, A. Szprengiel, B. Shukitt-Hale, and J. A. Joseph. 2006. Blueberry supplemented diet reverses age-related decline in hippocampal HSP70 neuroprotection. *Neurobiology of Aging* 27: 344–350.
   Joseph, J. A., N. A. Denisova, G. Arendash, M. Gordon, D. Diamond, B. Shukitt-Hale, and D. Morgan. 2003. Blueberry supplementation enhances signaling and prevents behavioral deficits in an Alzheimer disease model. *Nutritional Neuroscience* 6 (3): 153–162.
2. Wu, W., A. M. Brickman, J. Luchsinger, P. Ferrazzano, P. Pichiule, M. Yoshita, T. Brown, C. DeCarli, C. A. Barnes, R. Mayeux, S. Vannucci, and S. A. Small. 2008. The brain in the age of old: The hippocampal formation is targeted differentially by diseases of late life. *Annals of Neurology* 64: 698–706.
3. Messier, C., and M. Gagnon. 2000. Glucose regulation and brain aging: Nutrition and cognitive decline. *The Journal of Nutrition, Health, and Aging* 4: 208–213.
4. Hadjivassiliou, M., R. A. Gunwale, and G. A. B. Davies-Jones. 2002. Gluten sensitivity as a neurological illness. *Journal of Neurology, Neurosurgery and Psychiatry* 72: 560–563.
5. Park, M., G. W. Ross, H. Petrovitch, L. R. White, K. H. Masaki, J. S. Nelson, C. M. Tanner, J. D. Curb, P. L. Blanchette, and R. D. Abbott. 2005. Consumption of milk and calcium in midlife and the future risk of Parkinson disease. *Neurology* 64: 1047–1051.
6. Kaplan, B. J., S. G. Crawford, C. J. Field, and J. S. A. Simpson. 2007. Vitamins, minerals, and mood. *Psychological Bulletin* 133: 747–760.
7. Clarke, R., J. Birks, E. Nexo, P. M. Ueland, J. Schneede, J. Scott, A.

12. Gusnard, D. A., E. Abuja, G. I. Schulman, and M. E. Raichle. 2001. Medial prefrontal cortex and self-referential mental activity: Relation to a default mode of brain function. *Proceedings of the National Academy of Sciences* 98: 4259–4264.
Legrand, D. and Ruby, P. 2009. What is self-specific? Theoretical investigation and critical review of neuroimaging results. *Psychological Review* 116: 252–282.
13. Koch, C., and N. Tsuchiya. 2006. Attention and consciousness: Two distinct brain processes. *Trends in Cognitive Sciences* 11: 16–22.
Leary, M. R., C. E. Adams, and E. B. Tate. 2006. Hypo-egoic selfregulation: Exercising self-control by diminishing the influence of the self. *Journal of Personality* 74: 180–183.
14. Galdi, S., L. Arcuri, and B. Gawronski. 2008. Automatic mental associations predict future choices of undecided decision makers. *Science* 321: 1100–1102.
Libet, B. 1999. Do we have free will? *Journal of Consciousness Studies* 6: 47–57.
15. Lutz, A., J. Lachaux, J. Martinerie, and F. Varela. 2002. Guiding the study of brain dynamics by first-person data: Synchrony patterns correlate with ongoing conscious states during a simple visual task. *Proceedings of the National Academy of Sciences*
Thompson, E. 2007. *Mind in Life: Biology, Phenomenology, and the Sciences of Mind.* Cambridge, MA: Harvard University Press.
16. Leary, M. R., and N. R. Buttermore. 2003. The evolution of the human self: Tracing the natural history of self-awareness. *Journal for the Theory of Social Behaviour* 33: 365–404.
17. Mackenzie, M. 2009. Enacting the self: Buddhist and Enactivist approaches to the emergence of the self. *Phenomenology and the Cognitive Sciences* (in press).
18. Stern, D. 2000. *The Interpersonal World of the Infant.* New York: Basic Books.
19. Takahashi, H., M. Kato, M. Matsuura, D. Mobbs, T. Suhara, and Y. Okubo. 2009. When your gain is my pain and your pain is my gain: Neural correlates of envy and schadenfreude. *Science* 323: 937–939.
20. Bowles, S. 2006. Group competition, reproductive leveling, and the

action. *Cognitive Development* 22: 406–430.

2. D'Amasio, A. 2000. *The Feeling of What Happens: Body and Emotion in the Making of Consciousness*. Orlando, FL: Harvest Books.
   『無意識の脳　自己意識の脳：身体と情動と感情の神秘』アントニオ・R・ダマシオ著，田中三彦訳，講談社，2003年
3. D'Amasio, A. 2000. *The Feeling of What Happens: Body and Emotion in the Making of Consciousness*. Orlando, FL: Harvest Books.
   『無意識の脳　自己意識の脳：身体と情動と感情の神秘』アントニオ・R・ダマシオ著，田中三彦訳，講談社，2003年
4. Gallagher, S. 2000. Philosophical conceptions of the self: Implications for cognitive science. *Trends in Cognitive Sciences* 4: 14–21.
5. Farb, N. A. S., Z. V. Segal, H. Mayberg, J. Bean, D. McKeon, Z. Fatima, and A. Anderson. 2007. Attending to the present: Mindfulness meditation reveals distinct neural modes of self-reference. *Social Cognitive and Affective Neuroscience* 2: 313–322.
6. Legrand, D. and Ruby, P. 2009. What is self-specific? Theoretical investigation and critical review of neuroimaging results. *Psychological Review* 116: 252–282.
7. Legrand, D. and Ruby, P. 2009. What is self-specific? Theoretical investigation and critical review of neuroimaging results. *Psychological Review* 116: 252–282.
8. Thompson, E. 2007. *Mind in Life: Biology, Phenomenology, and the Sciences of Mind*. Cambridge, MA: Harvard University Press.
9. Zelazo, P. D., H. H. Gao, and R. Todd. 2003. The development of consciousness. In *The Cambridge Handbook of Consciousness*, edited by P. D. Zelazo, M. Moscovitch, and E. Thompson. New York: Cambridge University Press.
10. Amaro. 2003. *Small Boat, Great Mountain: Theravadan Reflections on the Natural Great Perfection*. Redwood Valley, CA: Abhayagiri Buddhist Monastery.
11. Mackenzie, M. 2009. Enacting the self: Buddhist and Enactivist approaches to the emergence of the self. *Phenomenology and the Cognitive Sciences* (in press).

during conscious perception. *Proceedings of the National Academy of Sciences* 100: 8520–8525.

5. Braver, T., D. Barch, and J. Cohen. 2002. The role of prefrontal cortex in normal and disordered cognitive control: A cognitive neuroscience perspective. In *Principles of Frontal Lobe Function,* edited by D. T. Stuss and R. T. Knight. New York: Oxford University Press.
   Cohen, J., G. Aston-Jones, and M. Gilzenrat. 2005. A systems-level perspective on attention and cognitive control. In *Cognitive Neuroscience of Attention,* edited by M. Posner. New York: Guilford Press.
   O'Reilly, R. 2006. Biologically based computational models of highlevel cognition. *Science* 314: 91–94.
6. Braver, T. and J. Cohen. 2000. On the control of control: The role of dopamine in regulating prefrontal function and working memory. In *Control of Cognitive Processes: Attention and Performance XVIII,* edited by S. Monsel and J. Driver. Cambridge, MA: MIT Press.

第12章

1. Lutz, A., H. A. Slager, J. D. Dunne, and R. J. Davidson. 2008. Attention regulation and monitoring in meditation. *Trends in Cognitive Sciences* 12: 163–169.
2. Engel, A. K., P. Fries, and W. Singer. 2001. Dynamic predictions: Oscillations and synchrony in top-down processing. *Nature Reviews Neuroscience* 2: 704–716.
3. Lutz, A., L. Greischar, N. Rawlings, M. Ricard, and R. Davidson. 2004. Long-term meditators self-induce high-amplitude gamma synchrony during mental practice. *Proceedings of the National Academy of Sciences* 101: 16369–16373.

第13章

1. Lewis, M. D., and R. M. Todd. 2007. The self-regulating brain: Cortical-subcortical feedback and the development of intelligent

998–1002.
8. Gottman, J. 1995. *Why Marriages Succeed or Fail: And How You Can Make Yours Last.* New York: Simon and Schuster.
9. Niedenthal, P. 2007. Embodying emotion. *Science* 316: 1002.
10. Brehony, K. A. 2001. *After the Darkest Hour: How Suffering Begins the Journey to Wisdom.* New York: Macmillan.

第10章

1. Gaskin, S. 2005. *Monday Night Class.* Summertown, TN: Book Publishing Company.
2. Nanamoli, B. and B. Bodhi. 1995. *The Middle Length Discourses of the Buddha: A Translation of the Majjhima Nikaya* (*Teachings of the Buddha*). Boston: Wisdom Publications.
3. Efferson, C., R. Lalive, and E. Feh. 2008. The coevolution of cultural groups and ingroup favoritism. *Science* 321: 1844–1849.
4. Fiske, S. T. 2002. What we know about bias and intergroup conflict, the problem of the century. *Current Directions in Psychological Science* 11: 123–128.

第11章

1. Jha, A. P., J. Krompinger, and M. J. Baime. 2007. Mindfulness training modifies subsystems of attention. *Cognitive, Affective, Behavioral Neuroscience* 7: 109–119.
2. Baars, B. J. 1997. In the theatre of consciousness: Global workspace theory, a rigorous scientific theory of consciousness. *Journal of Consciousness Studies* 4: 292.
3. Lilly, J. 2006. *The Deep Self: Consciousness Exploration in the Isolation Tank.* Nevada City, CA: Gateways Books and Tapes.
4. Buschman, T. and E. Miller. 2007. Top-down versus bottom-up control of attention in the prefrontal and posterior parietal cortices. *Science* 315: 1860–1862.
   Dehaene, S., C. Sergent, and J. Changeux. 2003. A neuronal network model linking subjective reports and objective physiological data

45. Hanson, R., J. Hanson, and R. Pollycove. 2002. *Mother Nurture: A Mother's Guide to Health in Body, Mind, and Intimate Relationships.* New York: Penguin.
46. Bowles, S. 2006. Group competition, reproductive leveling, and the evolution of human altruism. *Science* 314: 1569–1572.
47. Choi, J. and S. Bowles. 2007. The coevolution of parochial altruism and war. *Science* 318: 636–640.
48. Bowles, S. 2009. Did warfare among ancestral hunter-gatherers affect the evolution of human social behaviors? *Science* 324: 1293–1298.
49. Bowles, S. 2006. Group competition, reproductive leveling, and the evolution of human altruism. *Science* 314: 1569–1572.
Keeley, L. H. 1997. *War Before Civilization: The Myth of the Peaceful Savage.* New York: Oxford University Press.
50. Efferson, C., R. Lalive, and E. Feh. 2008. The coevolution of cultural groups and ingroup favoritism. *Science* 321: 1844–1849.
51. Sapolsky, R. M. 2006. A natural history of peace. *Foreign Affairs* 85: 104–121.

第9章

1. Siegel, D. J. 2007. *The Mindful Brain: Reflection and Attunement in the Cultivation of Well-Being.* New York: W. W. Norton and Co.
2. Ekman, P. 2007. *Emotions Revealed: Recognizing Faces and Feelings to Improve Communication and Emotional Life,* 2nd ed. New York: Holt and Company LLC.
3. Siegel, D. J. 2007. *The Mindful Brain: Reflection and Attunement in the Cultivation of Well-Being.* New York: W. W. Norton and Co.
4. Siegel, D. J. 2007. *The Mindful Brain: Reflection and Attunement in the Cultivation of Well-Being.* New York: W. W. Norton and Co.
5. Lutz, A., J. Brefczynski-Lewis, T. Johnstone, and R. Davidson. 2008. Regulation of the neural circuitry of emotion by compassion meditation: Effects of meditative expertise. *PLoS ONE* 3 (3): e1897.
6. 同上.
7. Haidt, J. 2007. The new synthesis in moral psychology. *Science* 316:

mind reading. *Neuroscience and Biobehavioral Reviews* 30: 855–863.
31. Coward, F. 2008. Standing on the shoulders of giants. *Science* 319: 1493–1495.
32. Gibbons, A. 2008. The birth of childhood. *Science* 322: 1040–1043.
33. Jankowiak, W., and E. Fischer. 1992. Romantic love: A cross-cultural perspective. *Ethnology* 31: 149–155.
34. Young, L., and Z. Wang. 2004. The neurobiology of pair bonding. *Nature Neuroscience* 7: 1048–1054.
35. Guastella, A. J., P. U. B. Mitchell, and M. R. Dads. 2008. Oxytocin increases gaze to the eye region of human faces. *Biological Psychiatry* 305: 3–5.
36. Kosfeld, M., M. Heinrichs, P. Zak, U. Fischbacher, and E. Fehr. 2005. Oxytocin increases trust in humans. *Nature* 435: 673–676.
37. Petrovic, P., R. Kalisch, T. Singer, and R. J. Dolan. 2008. Oxytocin attenuates affective evaluations of conditioned faces and amygdala activity. *Journal of Neuroscience* 28: 6607–6615.
38. Taylor, S. E., L. C. Klein, B. P. Lewis, T. L. Gruenewald, R. A. R. Gurung, and J. A. Updegraff. 2000. Biobehavioral responses to stress in females: Tend-and-befriend, not fight-or-flight. *Psychological Review* 107: 411–429.
39. Fisher, H. E., A. Aron, and L. Brown. 2006. Romantic love: A mammalian brain system for mate choice. *Philosophical Transactions of the Royal Society* 361: 2173–2186.
40. Aron, A., H. Fisher, D. Mashek, G. Strong, H. Li, and L. Brown. 2005. Reward, motivation, and emotion systems associated with early-stage intense romantic love. *Journal of Neurophysiology* 94: 327–337.
41. Schechner, S. 2008. Keeping love alive. *Wall Street Journal*, February 8, W1.
42. Fisher, H. E., A. Aron, and L. Brown. 2006. Romantic love: A mammalian brain system for mate choice. *Philosophical Transactions of the Royal Society* 361: 2173–2186.
43. Eisenberger, N. I., and M. D. Lieberman. 2004. Why rejection hurts: A common neural alarm system for physical and social pain. *Trends in Cognitive Science* 8: 294–300.
44. Siegel, D. J. 2001. *The Developing Mind.* New York: Guilford Press.

20. Harbaugh, W. T., U. Mayr, and D. R. Burghart. 2007. Neural responses to taxation and voluntary giving reveal motives for charitable donations. *Science* 316: 1622–1625.
Moll, J., F. Krueger, R. Zahn, M. Pardini, R. Oliveira-Souza, and J. Grafman. 2006. Human fronto-mesolimbic networks guide decisions about charitable donation. *Proceedings of the National Academy of Sciences* 103: 15623–15628.
Rilling, J., D. Gutman, T. Zeh, G. Pagnoni, G. Berns, and C. Kilts. 2002. A neural basis for social cooperation. *Neuron* 35: 395–405.
21. Bateson, M., D. Nettle, and G. Robert. 2006. Cues of being watched enhance cooperation in a real-world setting. *Biology Letters* 2: 412–414.
22. de Quervain, D. U. Fischbacher, V. Treyer, M. Schellhammer, U. Schnyder, A. Buck, and E. Fehr. 2004. The neural basis of altruistic punishment. *Science* 305: 1254–1258.
Singer, T., B. Seymour, J. O'Doherty, K. Stephan, R. Dolan, and C. Frith. 2006. Empathic neural responses are modulated by the perceived fairness of others. *Nature* 439: 466–469.
23. Cheney, D. L. and R. M. Seyfarth. 2008. *Baboon Metaphysics: The Evolution of a Social Mind.* Chicago: University of Chicago Press.
24. Nowak, M. 2006. Five rules for the evolution of cooperation. *Science* 314: 1560–1563.
25. Norenzayan, A. and A. F. Shariff. 2008. The origin and evolution of religious prosociality. *Science* 322: 58–62.
26. Oberman, L. M., and V. S. Ramachandran. 2007. The simulating social mind: The role of the mirror neuron system and simulation in the social and communicative deficits of autism spectrum disorders. *Psychology Bulletin* 133: 310–327.
27. Singer, T., B. Seymour, J. O'Doherty, H. Kaube, R. J. Dolan, and C. D. Frith. 2004. Empathy for pain involves the affective but not sensory components of pain. *Science* 303: 1157–1162.
28. Niedenthal, P. 2007. Embodying emotion. *Science* 316: 1002.
29. Gallagher, H. and C. Frith. 2003. Functional imaging of "theory of mind." *Trends in Cognitive Sciences* 7: 77–83.
30. Singer, T. 2006. The neuronal basis and ontogeny of empathy and

Sciences, 935: 107–117.
Nimchinsky, E., E. Gilissen, J. Allman, D. Perl, J. Erwin, and P. Hof. 1999. A neuronal morphologic type unique to humans and great apes. *Proceedings of the National Academy of Science* 96: 5268–5273.

9. Semaw, S., S. Renne, J. W. K. Harris, C. S. Feibel, R. L. Bernor, N. Fesseha, and K. Mowbray. 1997. 2. 5-million-year-old stone tools from Gona, Ethiopia. *Nature* 385: 333–336.
10. Dunbar, R. I. M. and S. Shultz. 2007. Evolution in the social brain. *Science* 317: 1344–1347.
11. Simpson, S. W., J. Quade, N. E. Levin, R. Butler, G. Dupont-Nivet, M. Everett, and S. Semaw. 2008. A female *Homo erectus* pelvis from Gona, Ethiopia. *Science* 322: 1089–1092.
12. Balter, M. 2007. Brain evolution studies go micro. *Science* 315: 1208–1211.
13. Allman, J., A. Hakeem, J. Erwin, E. Nimchinsy, and P. Hop. 2001. The anterior cingulate cortex: The evolution of an interface between emotion and cognition. *Annals of the New York Academy of Sciences,* 935: 107–117.
14. Herrmann, E., J. Call, H. Hernandez-Lloreda, B. Hare, and M. Tomasello. 2007. Humans have evolved specialized skills of social cognition: The cultural intelligence hypothesis. *Science* 317: 1358–1366.
15. Norenzayan, A. and A. F. Shariff. 2008. The origin and evolution of religious prosociality. *Science* 322: 58–62.
16. Wilson, E. O. 1999. *Consilience: The Unity of Knowledge.* London: Random House/Vintage Books.
『知の挑戦：科学的知性と文化的知性の統合』エドワード・O・ウィルソン著，山下篤子訳，角川書店，2002 年
17. Nowak, M. 2006. Five rules for the evolution of cooperation. *Science* 314: 1560–1563.
18. Bowles, S. 2006. Group competition, reproductive leveling, and the evolution of human altruism. *Science* 314: 1569–1572.
19. Bowles, S. 2006. Group competition, reproductive leveling, and the evolution of human altruism. *Science* 314: 1569–1572.
Judson, O. 2007. The selfless gene. *Atlantic,* October, 90–97.

chrony during mental practice. *Proceedings of the National Academy of Sciences* 101: 16369–16373.

3. Brahm, A. 2006. *Mindfulness, Bliss, and Beyond: A Meditator's Handbook*. Boston: Wisdom Publications.
4. Sumedho, A. 2006. Trust in awareness. Talk given at Chithurst Monastery, Chithurst, UK, February 25.
5. Kornfield, J. 1996. *Teachings of the Buddha.* Boston: Shambhala.

第8章

1. Dunbar, R. I. M. and S. Shultz. 2007. Evolution in the social brain. *Science* 317: 1344–1347.
2. Shutt, K., A. MacLarnon, M. Heistermann, and S. Semple. 2007. Grooming in Barbary macaques: Better to give than to receive? *Biology Letters* 3: 231–233.
3. Silk, J. B. 2007. Social components of fitness in primate groups. *Science* 317: 1347–1351.
4. Dunbar, R. I. M. and S. Shultz. 2007. Evolution in the social brain. *Science* 317: 1344–1347.
   Sapolsky, R. M. 2006. A natural history of peace. *Foreign Affairs* 85: 104–121.
5. Allman, J., A. Hakeem, J. Erwin, E. Nimchinsy, and P. Hop. 2001. The anterior cingulate cortex: The evolution of an interface between emotion and cognition. *Annals of the New York Academy of Sciences,* 935: 107–117.
   Nimchinsky, E., E. Gilissen, J. Allman, D. Perl, J. Erwin, and P. Hof. 1999. A neuronal morphologic type unique to humans and great apes. *Proceedings of the National Academy of Science* 96: 5268–5273.
6. de Waal, F. 2006. *Primates and Philosophers: How Morality Evolved.* Princeton, NJ: Princeton University Press.
7. Bard, K. A. 2006. Are humans the only primates that cry? *Scientific American Mind* 17: 83.
8. Allman, J., A. Hakeem, J. Erwin, E. Nimchinsy, and P. Hop. 2001. The anterior cingulate cortex: The evolution of an interface between emotion and cognition. *Annals of the New York Academy of*

Emotion, edited by J. Borod. London: Oxford University Press.

3. McClure, S. M., D. I. Laibson, G. Loewenstein, and J. D. Cohen. 2004. Separate neural systems value immediate and delayed monetary rewards. *Science* 306: 503-507.
4. Lewis, M. D., and R. M. Todd. 2007. The self-regulating brain: Cortical-subcortical feedback and the development of intelligent action. *Cognitive Development* 22: 406-430.
   Paus, T. 2001. Primate anterior cingulate cortex: Where motor control, drive, and cognition interface. *Nature Reviews Neuroscience* 2: 417-424.
5. Thompson, E., and F. J. Varela. 2001. Radical embodiment: Neural dynamics and consciousness. *Trends in Cognitive Sciences* 5: 418-425.
6. Posner, M. I., and M. K. Rothbart. 2000. Developing mechanisms of self-regulation. *Development and Psychopathology* 12: 427-441.
7. Lewis, M. D. 2005. Self-organizing individual differences in brain development. *Developmental Review* 25: 252-277.
8. Kocsis, B. and R. P. Vertes. 1994. Characterization of neurons of the supramammillary nucleus and mammillary body that discharge rhythmically with the hippocampal theta rhythm in the rat. *Journal of Neuroscience* 14: 7040-7052.
   Lewis, M. D. 2005. Self-organizing individual differences in brain development. *Developmental Review* 25: 252-277.
9. Lewis, M. D., and R. M. Todd. 2007. The self-regulating brain: Cortical-subcortical feedback and the development of intelligent action. *Cognitive Development* 22: 406-430.
10. Niedenthal, P. 2007. Embodying emotion. *Science* 316: 1002.

第7章

1. Baars, B. J. 1997. In the theatre of consciousness: Global workspace theory, a rigorous scientific theory of consciousness. *Journal of Consciousness Studies* 4: 292.
2. Lutz, A., L. Greischar, N. Rawlings, M. Ricard, and R. Davidson. 2004. Long-term meditators self-induce high-amplitude gamma syn-

421–428.
19. Gross, J. J. and O. P. John. 2003. Individual differences in two emotion regulation processes: Implications for affect, relationships, and well-being. *Journal of Personality and Social Psychology* 85: 348–362.
20. Aspinwall, L. G. and S. E. Taylor. 1997. A stitch in time: Self-regulation and proactive coping. *Psychological Bulletin* 121: 417–436.
21. Siegel, D. J. 2001. *The Developing Mind.* New York: Guilford Press.
—. 2007. *The Mindful Brain: Reflection and Attunement in the Cultivation of Well-Being.* New York: W. W. Norton and Co.
Silk, J. B. 2007. Social components of fitness in primate groups. *Science* 317: 1347–1351.
22. Schore, A. 2003. *Affect Regulation and the Repair of the Self.* New York: W. W. Norton.
23. Main, M., E. Hesse, and N. Kaplan. 2005. Predictability of attachment behavior and representational processes at 1, 6, and 19 years of age: The Berkeley Longitudinal Study. In *Attachment from Infancy to Adulthood: The Major Longitudinal Studies,* edited by K. E. Grossmann, K. Grossmann, and E. Waters. New York: Guilford Press.
24. Siegel, D. J. 2001. *The Developing Mind.* New York: Guilford Press.
25. Siegel, D. J. 2007. *The Mindful Brain: Reflection and Attunement in the Cultivation of Well-Being.* New York: W. W. Norton and Co.

第6章

1. Thompson, E. 2007. *Mind in Life: Biology, Phenomenology, and the Sciences of Mind.* Cambridge, MA: Harvard University Press.
2. Lewis, M. D., and R. M. Todd. 2007. The self-regulating brain: Cortical-subcortical feedback and the development of intelligent action. *Cognitive Development* 22: 406–430.
Tucker, D. M., D. Derryberry, and P. Luv. 2000. Anatomy and physiology of human emotion: Vertical integration of brain stem, limbic, and cortical systems. In *Handbook of the Neuropsychology of*

11. Lazar, S., C. Kerr, R. Wasserman, J. Gray, D. Greve, M. Treadway, M. McGarvey, B. Quinn, J. Dusek, H. Benson, S. Rauch, C. Moore, and B. Fischl. 2005. Meditation experience is associated with increased cortical thickness. *NeuroReport* 16: 1893–1897.
12. Davidson, R. J. 2004. Well-being and affective style: Neural substrates and biobehavioural correlates. *Philosophical Transactions of the Royal Society* 359: 1395–1411.
13. Lutz, A., L. Greischar, N. Rawlings, M. Ricard, and R. Davidson. 2004. Long-term meditators self-induce high-amplitude gamma synchrony during mental practice. *Proceedings of the National Academy of Sciences* 101: 16369–16373.
14. Tang, Y., Y. Ma, J. Wang, Y. Fan, S. Feg, Q. Lu, Q. Yu, D. Sui, M. Rothbart, M. Fan, and M. Posner. 2007. Short-term meditation training improves attention and self-regulation. *Proceedings of the National Academy of Sciences* 104: 17152–17156.
15. Davidson, R. J., J. Kabat-Zinn, J. Schumacher, M. Rosenkranz, D. Muller, S. F. Santorelli, F. Urbanowski, A. Harrington, K. Bonus, and J. F. Sheridan. 2003. Alterations in brain and immune function produced by mindfulness meditation. *Psychosomatic Medicine* 65: 564–570.
    Tang, Y., Y. Ma, J. Wang, Y. Fan, S. Feg, Q. Lu, Q. Yu, D. Sui, M. Rothbart, M. Fan, and M. Posner. 2007. Short-term meditation training improves attention and self-regulation. *Proceedings of the National Academy of Sciences* 104: 17152–17156.
16. Walsh, R., and S. L. Shapiro. 2006. The meeting of meditative disciplines and Western psychology: A mutually enriching dialogue. *American Psychologist* 61: 227–239.
17. Walsh, R., and S. L. Shapiro. 2006. The meeting of meditative disciplines and Western psychology: A mutually enriching dialogue. *American Psychologist* 61: 227–239.
18. Hariri, A. R., S. Y. Bookheimer, and J. C. Mazziotta. 2000. Modulating emotional responses: Effects of a neocortical network on the limbic system. *NeuroReport* 11: 43–48.
    Lieberman, M., N. Eisenberg, M. Crocket, S. Tom, J. Pfeifer, and B. Way. 2007. Putting feelings into words. *Psychological Science* 18:

Affective Neuroscience 3: 55-61.

Lazar, S., C. Kerr, R. Wasserman, J. Gray, D. Greve, M. Treadway, M. McGarvey, B. Quinn, J. Dusek, H. Benson, S. Rauch, C. Moore, and B. Fischl. 2005. Meditation experience is associated with increased cortical thickness. *NeuroReport* 16: 1893-1897.

6. Holzel, B. K., U. Ott, T. Gard, H. Hempel, M. Weygandt, K. Morgen, and D. Vaitl. 2008. Investigation of mindfulness meditation practitioners with voxel-based morphometry. *Social Cognitive and Affective Neuroscience* 3: 55-61.

   Luders, E., A. W. Toga, N. Lepore, and C. Gaser. 2009. The underlying anatomical correlates of long-term meditation: larger hippocampal and frontal volumes of gray matter. *Neuroimage* 45: 672-678.

7. Lazar, S., C. Kerr, R. Wasserman, J. Gray, D. Greve, M. Treadway, M. McGarvey, B. Quinn, J. Dusek, H. Benson, S. Rauch, C. Moore, and B. Fischl. 2005. Meditation experience is associated with increased cortical thickness. *NeuroReport* 16: 1893-1897.

   Luders, E., A. W. Toga, N. Lepore, and C. Gaser. 2009. The underlying anatomical correlates of long-term meditation: larger hippocampal and frontal volumes of gray matter. *Neuroimage* 45: 672-678.

8. Lazar, S., C. Kerr, R. Wasserman, J. Gray, D. Greve, M. Treadway, M. McGarvey, B. Quinn, J. Dusek, H. Benson, S. Rauch, C. Moore, and B. Fischl. 2005. Meditation experience is associated with increased cortical thickness. *NeuroReport* 16: 1893-1897.

9. Carter, O. L., D. E. Presti, C. Callistemon, Y. Ungerer, G. B. Liu, and J. D. Pettigrew. 2005. Meditation alters perceptual rivalry in Tebetan Buddhist monks. *Current Biology* 15: 412-413.

   Tang, Y., Y. Ma, J. Wang, Y. Fan, S. Feg, Q. Lu, Q. Yu, D. Sui, M. Rothbart, M. Fan, and M. Posner. 2007. Short-term meditation training improves attention and self-regulation. *Proceedings of the National Academy of Sciences* 104: 17152-17156.

10. Lutz, A., J. Brefczynski-Lewis, T. Johnstone, and R. Davidson. 2008. Regulation of the neural circuitry of emotion by compassion meditation: Effects of meditative expertise. *PLoS ONE* 3 (3): e1897.

0001a, posted online March 7, 2000.

10. Frederickson, B. L. and R. Levenson. 1998. Positive emotions speed recovery from the cardiovascular sequelae of negative emotions. *Psychology Press* 12: 191–220.
11. Frederickson, B. L. 2001. The role of positive emotions in positive psychology. *American Psychologist* 56: 218–226.
    Frederickson, B. L., R. Mancuso, C. Branigan, and M. Tugade. 2000. The undoing effect of positive emotions. *Motivation and Emotion* 24: 237–258.

第5章

1. Benson, H. 2000. *The Relaxation Response*. New York: Harper Paperbacks.
   『リラクセーション反応』ハーバート・ベンソン，ミリアム・クリッパー著，中尾睦宏，熊野宏昭，久保木富房訳，星和書店，2001年
2. Dusek, J. A., H. H. Out, A. L. Wohlhueter, M. Bhasin, L. F. Zerbini, M. G. Joseph, H. Benson, and T. A. Libermann. 2008. Genomic counter-stress changes induced by the relaxation response. *PLoSONE* 3: e2576.
3. Kristal-Boneh, E., M. Raifel, P. Froom, and J. Ribak. 1995. Heart rate variability in health and disease. *Scandinavian Journal of Work, Environment, and Health* 21: 85–95.
4. Luskin, F., M. Reitz, K. Newell, T. G. Quinn, and W. Haskell. 2002. A controlled pilot study of stress management training of elderly patients with congestive heart failure. *Preventive Cardiology* 5: 168–174.
   McCraty, R., M. Atkinson, and D. Thomasino. 2003. Impact of a workplace stress reduction program on blood pressure and emotional health in hypertensive employees. *Journal of Alternative and Complementary Medicine* 9: 355–369.
5. Holzel, B. K., U. Ott, T. Gard, H. Hempel, M. Weygandt, K. Morgen, and D. Vaitl. 2008. Investigation of mindfulness meditation practitioners with voxel-based morphometry. *Social Cognitive and*

4. Licinio J., P. W. Gold, and M. L. Wong. 1995. A molecular mechanism for stress-induced alterations in susceptibility to disease. *Lancet* 346: 104–106.

第4章

1. Maletic, V., M. Robinson, T. Oakes, S. Iyengar, S. G. Ball, and J. Russell. 2007. Neurobiology of Depression: An Integrated View Of Key Findings. *International Journal of Clinical Practice* 61: 2030–2040.
2. Pare, D., D. R. Collins, and J. G. Pelletier. 2002. Amygdala oscillations and the consolidation of emotional memories. *Trends in Cognitive Sciences* 6: 306–314.
3. Begley, S. 2007. *Train Your Mind, Change Your Brain: How a New Science Reveals Our Extraordinary Potential to Transform Ourselves.* New York: Ballantine Books.
『「脳」を変える「心」 ダライ・ラマと脳学者たちによる心と脳についての対話』シャロン・ベグリー著，茂木健一郎訳，バジリコ，2010年
4. Tanaka, J., Y. Horiike, M. Matsuzaki, T. Miyazka, G. Ellis-David, and H. Kasai. 2008. Protein synthesis and neurotrophin-dependent structural plasticity of single dendritic spines. *Science* 319: 1683–1687.
5. Spear, L. P., 2000. The adolescent brain and age-related behavioral manifestations. *Neuroscience Biobehavior Review* 24: 417–463.
6. Gould, E., P. Tanapat, N. B. Hastings, T. Shors. 1999. Neurogenesis in adulthood: A possible role in learning. *Trends in Cognitive Sciences* 3: 186–192.
7. Lewis, M. D. 2005. Self-organizing individual differences in brain development. *Developmental Review* 25: 252–277.
8. Monfils, M-H., K. K. Cowansage, E. Klann, and J. LeDoux. 2002. Extinction-reconsolidation boundaries: Key to persistent attenuation of fear memories. *Science* 324: 951–955.
9. Frederickson, B. L. 2000. Cultivating positive emotions to optimize health and well-being. *Prevention and Treatment* Vol. 3: Article

Make Yours Last. New York: Simon and Schuster.

21. Quirk, G. J., J. C. Repa, and J. E. LeDoux. 1995. Fear conditioning enhances short-latency auditory responses of lateral amygdale neurons: Parallel recordings in the freely behaving rat. *Neuron* 15: 1029–1039.
22. Vaish, A., T. Grossmann, and A. Woodward. 2008. Not all emotions are created equal: The negativity bias in social-emotional development. *Psychological Bulletin* 134: 383–403.
23. Raichle, M. 2006. The brain's dark energy. *Science* 314: 1249–1250.
24. Gusnard, D. A., E. Abuja, G. I. Schulman, and M. E. Raichle. 2001. Medial prefrontal cortex and self-referential mental activity: Relation to a default mode of brain function. *Proceedings of the National Academy of Sciences* 98: 4259–4264.
25. Niedenthal, P. 2007. Embodying emotion. *Science* 316: 1002.
    Pitcher, D., L. Garrido, V. Walsh, and B. C. Duchaine. 2008. Transcranial magnetic stimulation disrupts the perception and embodiment of facial expressions. *The Journal of Neuroscience* 28: 8929–8933.
26. Leary, M., E. Tate, C. Adams, A. Allen, and J. Hancock. 2007. Selfcompassion and reactions to unpleasant self-relevant events: The implications of treating oneself kindly. *Journal of Personality* 92: 887–904.
27. Niedenthal, P. 2007. Embodying emotion. *Science* 316: 1002.

第3章

1. Eisenberger, N. I., and M. D. Lieberman. 2004. Why rejection hurts: A common neural alarm system for physical and social pain. *Trends in Cognitive Science* 8: 294–300.
2. Yamasaki, H., K. LaBar, and G. McCarthy. 2002. Dissociable prefrontal brain systems for attention and emotion. *Proceedings of the National Academy of Sciences* 99: 11447–11451.
3. Rasia-Filho, A., R. Londero, and M. Achaval. 2000. Functional activities of the amygdala: An overview. *Journal of Psychiatry and Neuroscience* 25: 14–23.

8. Rasia-Filho, A., R. Londero, and M. Achaval. 2000. Functional activities of the amygdala: An overview. *Journal of Psychiatry and Neuroscience* 25: 14–23.
9. LeDoux, J. E. 1995. Emotion: Clues from the brain. *Annual Review of Psychology* 46: 209–235.
10. Eisenberger, N. I., and M. D. Lieberman. 2004. Why rejection hurts: A common neural alarm system for physical and social pain. *Trends in Cognitive Science* 8: 294–300.
11. Raichle, M. E., A. M. MacLeod, A. Z. Snyder, W. J. Powers, D. A. Gusnard, and G. L. Shumlan. 2001. A default mode of brain function. *Proceedings of the National Academy of Sciences* 98: 676–682.
12. Sapolsky, R. M. 2006. A natural history of peace. *Foreign Affairs* 85: 104–121.
13. Bowles, S. 2006. Group competition, reproductive leveling, and the evolution of human altruism. *Science* 314: 1569–1572.
14. Yang, E., D. Zald, and R. Blake. 2007. Fearful expressions gain preferential access to awareness during continuous flash suppression. *Emotion* 7: 882–886.
15. Jiang, Y., and S. He. 2006. Cortical responses to invisible faces: Dissociating subsystems for facial-information processing. *Current Biology* 16: 2023–2029.
16. Seligman, M. 2006. *Learned Optimism: How to Change Your Mind and Your Life*. New York: Vintage/Random House.
『オプティミストはなぜ成功するか』マーティン・セリグマン著，山村宜子訳，講談社，1993 年
17. Baumeister, R., E. Bratlavsky, C. Finkenauer, and K. Vohs. 2001. Bad is stronger than good. *Review of General Psychology* 5: 323–370.
18. Brickman, P., D. Coates, and R. Janoff-Bulman. 1978. Lottery winners or accident victims: Is happiness relative? *Journal of Personality*
19. Peeters, G. and J. Czapinski. 1990. Positive-negative asymmetry in evaluations: The distinction between affective and informational negativity effects. In *European Review of Social Psychology: Volume 1,* edited by W. Stroebe and M. Hewstone. New York: Wiley.
20. Gottman, J. 1995. *Why Marriages Succeed or Fail: And How You Can*

10. Knoch, D., A. Pascual-Leone, K. Meyer, V. Treyer, and E. Fehr. 2006. Diminishing reciprocal fairness by disrupting the right prefrontal cortex. *Science* 314: 829–832.
11. Vaitl, D., J. Gruzelier, G. Jamieson, D. Lehmann, U. Ott, G. Sammer, U. Strehl, N. Birbaumer, B. Kotchoubey, A. Kubler, W. Miltner, P. Putz, I. Strauch, J. Wackermann, and T. Weiss. 2005. Psychobiology of altered states of consciousness. *Psychological Bulletin* 133: 149–182.
12. Lutz, A., L. Greischar, N. Rawlings, M. Ricard, and R. Davidson. 2004. Long-term meditators self-induce high-amplitude gamma synchrony during mental practice. *Proceedings of the National Academy of Sciences* 101: 16369–16373.

第2章

1. Dunbar, R. I. M. and S. Shultz. 2007. Evolution in the social brain. *Science* 317: 1344–1347.
2. Han, S. and G. Northoff. 2008. Culture-sensitive neural substrates of human cognition: A transcultural neuroimaging approach. *Nature Reviews Neuroscience* 9: 646–654.
3. Siegel, D. J. 2007. *The Mindful Brain: Reflection and Attunement in the Cultivation of Well-Being.* New York: W. W. Norton and Co.
4. Dehaene, S., C. Sergent, and J. Changeux. 2003. A neuronal network model linking subjective reports and objective physiological data during conscious perception. *Proceedings of the National Academy of Sciences* 100: 8520–8525.
   Thompson, E., and F. J. Varela. 2001. Radical embodiment: Neural dynamics and consciousness. *Trends in Cognitive Sciences* 5: 418–425.
5. Robinson, P. 2007. How to fill a synapse. *Science* 316: 551–553.
6. Cunningham, W. and P. D. Zelazo. 2007. Attitudes and evaluations: A social cognitive neuroscience perspective. *Trends in Cognitive Sciences* 11: 97–104.
7. Atmanspacher, H. and P. Graben. 2007. Contextual emergence of mental states from neurodynamics. *Chaos and Complexity Letters* 2: 151–168.

本文注（出典文献）

第1章

1. Hebb, D. O. 1949. *The organization of behavior.* New York: Wiley.
   LeDoux, J. E. 2003. *Synaptic Self: How Our Brains Become Who We Are.* New York: Penguin.
   『シナプスが人格をつくる：脳細胞から自己の総体へ』ジョゼフ・ルドゥー著，森憲作監修，谷垣暁美訳，みすず書房，2004年
2. Maguire, E., D. Gadian, I. Johnsrude, C. Good, J. Ashburner, R. Frackowiak, and C. Frith. 2000. Navigation-related structural change in the hippocampi of taxi drivers. *Proceedings of the National Academy of Sciences* 97: 4398–4403.
3. Davidson, R. J. 2004. Well-being and affective style: Neural substrates and biobehavioural correlates. *Philosophical Transactionsof the Royal Society* 359: 1395–1411.
4. Linden, D. J. 2007. *The Accidental Mind: How Brain Evolution Has Given Us Love, Memory, Dreams, and God.* Cambridge, MA: The Belknap Press of Harvard University Press.
5. Lammert, E. 2008. Brain wnts for blood vessels. *Science* 322: 1195–1196.
6. Raichle, M., and D. Gusnard. 2002. Appraising the brain's energy budget. *Proceedings of the National Academy of Sciences* 99: 10237–10239.
7. Rabinovich, M., R. Huerta, and G. Laurent. 2008. Transient dynamics for neural processing. *Science* 321: 48–50.
8. Thompson, E., and F. J. Varela. 2001. Radical embodiment: Neural dynamics and consciousness. *Trends in Cognitive Sciences* 5: 418–425.
9. Meyer, J. S., and L. F. Quenzer. 2004. *Psychopharmacology: Drugs, the Brain, and Behavior.* Sunderland, MA: Sinauer Associates.
   Miller, A. 2008. The methylation, neurotransmitter, and antioxidant connections between folate and depression. *Alternative Medicine Review* 13 (3): 216–226.

*本書は、二〇一一年に当社より刊行した著作を文庫化したものです。

草思社文庫

ブッダの脳

心と脳を変え人生を変える実践的瞑想の科学

2019年6月10日　第1刷発行

著　者　リック・ハンソン
リチャード・メンディウス

訳　者　菅　靖彦

発行者　藤田　博

発行所　株式会社 草思社

〒160-0022　東京都新宿区新宿 1-10-1
電話　03(4580)7680(編集)
03(4580)7676(営業)
http://www.soshisha.com/

印刷所　株式会社 三陽社

付物印刷　株式会社 暁印刷

製本所　株式会社 坂田製本

本体表紙デザイン　間村俊一

ISBN978-4-7942-2397-5　Printed in Japan

草思社文庫既刊

山口創
手の治癒力

ふれる、なでる、さする——手の力で人はよみがえる。自分の体にふれ、他人とふれあうことが心身を健康へと導く。医療の原点である「手当て」の驚くべき有効性を最新の科学知見をもとに明らかにする。

小林信也
宇城憲治師に学ぶ心技体の鍛え方

伝統的な武術の発想、実践法でスポーツのみならず、現実のあらゆる局面で、内面の力を最大限に発揮することができる。六百年の伝統をもつ古伝空手、宇城師範の明快で深遠な教えの数々がここにある。

マーク・フォステイター＝編　池田雅之＝訳
『自省録』の教え
折れない心をつくるローマ皇帝の人生訓

ローマ帝国時代、「いかに生きるべきか」をひたすら自らに問い続けた賢帝マルクス・アウレリウス。その著書『自省録』を現代を生きる人の人生テーマに合わせて一冊に。

『自分の人生に出会うための言葉』改題

草思社文庫既刊

シッダールタ

ヘルマン・ヘッセ　岡田朝雄＝訳

もう一人の"シッダールタ"の魂の遍歴を描いたヘッセの寓話的小説。ある男が生の真理を求めて修行し、やがて世俗に生き、人生の最後に悟りの境地に至る。二十世紀のヨーロッパ文学における最高峰。

絶望名人カフカ×希望名人ゲーテ

文豪の名言対決

頭木弘樹＝編訳

どこまでも前向きなゲーテと、どこまでも後ろ向きなカフカ、あなたの心に響くのは？　絶望から希望をつかみたい人、あるいは希望に少し疲れてしまった人に。**『希望名人ゲーテと絶望名人カフカの対談』改題**

死者を弔うということ

世界の各地に葬送のかたちを訪ねる

サラ・マレー　椰野みさと＝訳

父の死をきっかけに世界各地のさまざまな葬送を訪ね歩く旅を始めた著者。文化や社会によって異なる死のとらえ方、悲しみ方、儀式のあり方にじかに触れながら、人間にとっての「死」「死者」の意味を問う。